ROYAT
Indications Thérapeutiques

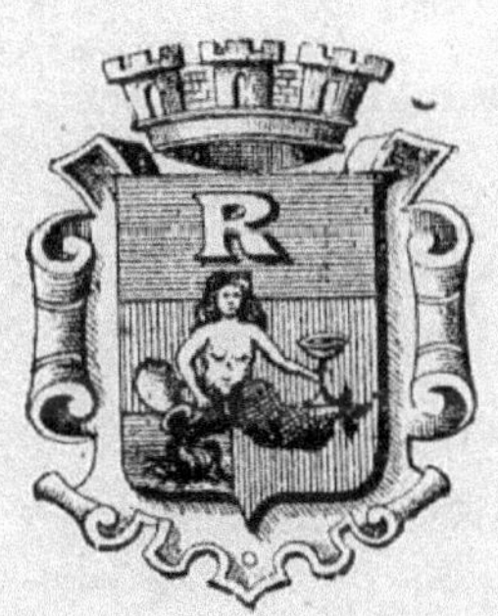

CLERMONT-FERRAND
IMPRIMERIES G. MONT-LOUIS
Rue Barbançon

1908

SOCIÉTÉ MÉDICALE DE ROYAT

Par rang d'ancienneté dans la Station.

MM. les Docteurs

> FREDET.
> PETIT.
> BRANDT.
> LE MARCHAND DE TRIGON.
> CHAUVET.
> LAUSSEDAT.
> BOUCHINET.
> Edgerton BRANDT.
> Paul PETIT.
> HEITZ.
> LOPEZ.
> MOUGEOT.
> HARANCHIPY (Rééducation motrice. — Gymnastique médicale. — Massage, etc.)

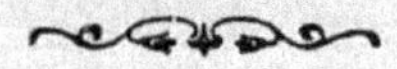

AVANT-PROPOS

Nous sommes à une époque où les choses vont vite, et, entre toutes, les choses de la Thérapeutique. A coup sûr, celles-ci comptent parmi les plus rapides à progresser ou, plus modestement, à se modifier. Rien qu'en des périodes de dix ou quinze années, il s'y opère des changements nombreux, considérables quelquefois. Il faut, sans doute, faire la part des modes, des engoûments, des fantaisies ; mais, en fin de compte, il reste toujours des acquisitions qu'on voit durer et qui le méritent. Ce sont des moyens nouveaux de traitement, ou, plus souvent encore, peut-être, des règles plus précises, une technique mieux déterminée pour l'application de moyens anciens.

Une chose qui frappe aujourd'hui, c'est l'emploi poursuivi avec méthode, et de plus en plus étendu en médecine, des agents physiques. On peut dire que ces agents ont actuellement une faveur au moins égale à celle des agents chimiques et des drogues de pharmacie. Peut-être même l'emportent-ils dans la thérapeutique judicieuse des maladies chroniques. En somme, grâce à des études progressives, ingénieuses et serrées, les deux grands éléments antiques, l'Eau et le Feu, ont été réduits à de multiples services médicaux.

Après l'Hydrothérapie, sous toutes ses formes, voici les bains de Lumière, les applications de Chaleur, à quoi s'ajoutent les ressources déjà anciennes de l'Electricité, celles toutes récentes des Rayons X, qui sont aussi des présages, sans parler de la Radio-activité, mystérieuse encore. Entre tous ces agents physiques, plus ou moins nouveaux venus dans la pratique médicale, les Eaux Minérales, consacrées par un usage séculaire, gardent leur royauté.

Nous croyons superflu de discuter l'utilité des cures thermales et d'en justifier l'usage. Ce sont les sceptiques de parti pris et les plaisantins qui, aujourd'hui, font sourire.

Les Eaux Minérales ont donc gardé leur place privilégiée dans le traitement des affections chroniques, des diathèses, comme on disait hier et, par là même, elles ont 'gagné en importance. Elles ont gagné en importance, moins par l'accroissement du nombre des malades qui en sont justiciables que par la connaissance plus précise qu'on a de leurs propriétés, de leurs indications et de leur emploi. Personne ne contestera qu'on sait mieux les détails de leur mode d'action aujourd'hui qu'il y a seulement vingt ans. Dans ce présent ouvrage lui-même on pourra s'en convaincre. On verra, au chapitre nouveau de l'action physiologique des Eaux, que les recherches et les observations vraiment méthodiques datent d'un temps moins éloigné, notamment celles qui concernent les bains spéciaux de Royat qui sont des bains carbo-gazeux naturels.

Il est évident que l'emploi des Eaux Minérales se ressent de ces notions nouvelles et plus nettes. Qu'il y ait encore bien de l'empirisme dans la pratique thermale, ce serait d'une présomption candide de le nier ; mais cet empirisme est infiniment moins rudimentaire. La direction d'une cure reste toujours d'ordre clinique ; mais toute la clinique use de moyens de recherche de plus en plus rigoureux et, pour parler à peu près comme Claude Bernard, si elle n'arrive pas au stade vraiment scientifique, elle y marche du moins d'une marche continue. La clinique thermale ne s'arrête pas, en dehors de ce mouvement général.

Les Eaux Minérales s'emploient mieux et à meilleur escient. Elles sont une médication dont on a appris le dosage. Leur maniement est sans doute devenu plus complexe, plus délicat et aussi mieux réglé. On sait mieux ce qu'on peut faire avec elles, et on peut dire que le traitement thermal se dirige aujourd'hui à la fois avec plus de graduation et plus de sûreté.

Les indications sont aussi moins empiriques. Elles ont, en particulier, profité des progrès de la clinique et de la thérapeutique générales. A certains troubles pathologiques, dont le mécanisme a été expliqué, correspond une thérapeutique appropriée plus rationnelle. C'est ainsi qu'on adressera aujourd'hui, à telle station thermale, les mêmes malades qu'autrefois, pour des motifs différents.

Tout ceci s'éclaire dans un exemple simple et frappant, choisi parmi les indications traditionnelles de Royat. Depuis un temps indéterminé, l'efficacité de nos Eaux sur les bronchites chroniques est manifeste ; l'empirisme populaire en a toujours usé. Les plus anciens d'entre nous racontent que les paysans venaient d'eux-mêmes aux sources soigner « leurs catarrhes » ou leur facilité à « prendre, l'hiver, des rhumes qui traînaient ». La plupart ne faisaient que boire, mais ceux qui se baignaient aussi s'en trouvaient mieux encore. Plus tard, la grosse observation clinique a remarqué que ces bronchitiques, ces gens « aux bronches susceptibles », pour qui les eaux de Royat avaient une sorte d'efficacité élective, rendaient dans leurs urines du sable urique : c'étaient des petits goutteux, des uricémiques. Nous savons maintenant que les uricémiques sont souvent des préscléreux, même des artério-scléreux aux lésions commençantes, des hypertendus ; nous savons aussi que ces rhumes prolongés, cette susceptibilité des bronches, sont, en grande partie, le résultat des troubles circulatoires de la muqueuse bronchique.

Or, nous avons appris l'action des bains carbogazeux, des bains spéciaux de Royat sur les troubles de la circulation. C'est donc, pour une grande part, en régularisant leur circulation, que Royat agit et agissait sur certains de ces malades.

Ce seul exemple entre tous autoriserait des indications nouvelles ou, plus exactement, des indications renouvelées.

Nous avons écrit ce livre pour ces raisons générales et, aussi, pour des raisons particulières et toutes locales.

Depuis trois ans environ, on a amélioré et développé l'outillage thérapeutique de Royat, en s'inspirant précisément des considérations que nous venons d'exposer. Dans un même esprit, la nouvelle Compagnie des Eaux projette des améliorations et des développements plus considérables encore. Dans ces conditions, nous avons cru nécessaire de reviser les indications de notre vieille et fameuse Station thermale, et de les déterminer d'une façon plus concordante avec l'état actuel de la Clinique et de la Thérapeutique générales. Pour mieux faire ce travail, d'une manière plus rigoureuse et plus impartiale, nous avons décidé de le faire en commun. C'est donc la Société Médicale de Royat qui signe ce livre, œuvre en collaboration de tous les médecins exerçant actuellement dans la Station. Des confrères qui comptent plus de trente années d'exercice y ont uni leur riche expérience aux connaissances toutes neuves de jeunes confrères, pleins d'ardeur pour les recherches méthodiques et de zèle pour les nouveautés.

Cet accord est, croyons-nous, une innovation, et, pour le praticien à qui ce livre s'adresse exclusivement, une garantie.

Chacun de nous, évidemment, se réserve d'étudier,

personnellement et sous son nom, tel ou tel chapitre, telles indications spéciales qui l'intéressent particulièrement ; mais aucun ne contredira les affirmations fondamentales de cet ouvrage anonyme et collectif et d'une conscience médicale absolue.

LA SOCIÉTÉ MÉDICALE DE ROYAT.

PREMIÈRE PARTIE

ROYAT. — LES EAUX THERMALES

PREMIÈRE PARTIE

CHAPITRE PREMIER

SITUATION. — RENSEIGNEMENTS PRATIQUES.
ALTITUDE. — EAUX POTABLES. — CLIMAT.
TEMPÉRATURE. — PLUIE ET VENT. — GÉOLOGIE.

§ Ier. — Situation. — Renseignements pratiques

Royat (Puy-de-Dôme) est un village d'Auvergne situé à mi-côte dans les premiers contreforts du Plateau Central. Ces contreforts se dressent au-dessus de l'immense plaine de la Limagne, comme, au-dessus de la mer, des étages de falaises verdoyantes, enchevêtrées, coupées de gorges et de petites vallées.

Une de ces vallées, entourée de hauts replis montagneux, aux flancs boisés, est dominée au loin par la masse puissante du Puy de Dôme, toujours bleuté par l'éloignement, et qui s'encastre dans une échancrure de crêtes plus proches et plus basses. C'est là qu'apparaît Royat, comme dans

une sorte de vasque évasée et géante, parmi des
ondes vertes de prés et d'arbres, d'où émergent ses
toits rouges et les crénelures guerrières de sa petite
église romane.

La station thermale, Royat-les-Bains, est située à
quelques cents mètres plus bas, à distance égale
d'un autre village (Chamalières) qui touche à la
plaine. C'est, au bord incliné d'un ravin où court
un ruisseau vif, la Tiretaine, un groupe de villas et
de grands hôtels qui se resserre autour de l'Etablissement thermal et des sources. Ce groupe, par
une série de villas riches ou de maisons modestes
élevées le long de la route, se relie vers la
montagne, au village auvergnat de « Royat », vers
la plaine, à l'autre village auvergnat de « Chamalières », et jusqu'à « Jaude », la place centrale
de la ville de Clermont-Ferrand.

Nous résumons ici les renseignements pratiques
donnés par les guides.

1° *Saison Thermale*. — Du 15 mai au 15 octobre.
Casino ouvert du 15 juin au 15 septembre.

2° *Moyens de communication*. — Royat se trouve
sur la ligne d'Orléans, mais la gare est raccordée, à
Clermont-Ferrand, à la ligne de Paris-Lyon-Médi-
terranée, qui, de Paris, suit le trajet le plus direct
et le plus rapide.

Outre ce raccord de chemins de fer, Royat est
relié à Clermont-Ferrand par un tramway électrique

qui, durant la saison thermale, part toutes les 5 minutes et en met environ 10 à 15 à aller de Jaude à Royat et réciproquement.

3° *Le Logement.* — On est souvent consulté sur la façon de se loger à Royat. On y trouve des hôtels de toute catégorie et à tout prix, depuis l'hôtel de grand luxe jusqu'à l'hôtel modeste et propre. La renommée de cherté qu'on a faite à la station a pu être vraie il y a quelque 15 ans. Elle est fausse aujourd'hui. On s'y loge aussi en villas meublées qui se louent surtout par chambres ou appartements plutôt qu'en totalité. Les petites villas à louer entières sont en nombre restreint. Mais on trouve dans les autres toutes facilités pour la vie de famille.

4° *Promenades.* — Elles sont nombreuses, jolies et proches si l'on veut. On peut les faire à pied, à cheval, en voiture. On en trouvera la liste détaillée dans les publications illustrées du Syndicat d'Auvergne. Les excursions un peu longues sont facilitées par un double service de voitures publiques à itinéraire fixe, différent chaque jour de la semaine. Le prix des places est très modeste. Les bicyclistes trouvent, du côté de la plaine, dans la Limagne, des routes favorables. En automobile, on peut rayonner autour de Royat, parmi des paysages merveilleux.

En outre, pour les personnes tranquilles, ou qui ne peuvent faire que de courtes marches avec des repos fréquents, il y a, à quelques centaines de mètres de l'Etablissement, à mi-côte et dominant toute la Limagne, un immense et magnifique Parc : le Parc Bargoin, propriété départementale ouverte au public.

Des bancs sont disposés sur tous les chemins, autour de Royat, de distance en distance. Les routes en pentes variées offrent des facilités particulières pour *la cure de terrain*.

Il faut ajouter encore que, depuis 1906, un tramway partant de Clermont-Ferrand, avec station à Chamalières, mène jusqu'au sommet du Puy de Dôme.

5° *Distractions, Théâtre, Fêtes*. — Dans le Parc de l'Etablissement, parc ombragé et d'un dessin remarquable, on offre trois concerts par jour, de temps en temps des concerts vocaux.

Tous les soirs il y a représentation (opéra-comique, comédie, opérette) au Théâtre du Casino, dont la salle est une des plus jolies qui existent dans les villes d'eaux, à part les grandes villes comme Vichy. De temps en temps, des bals, des fêtes diverses sont donnés soit dans le Parc, soit au Casino.

Le Casino comprend un salon de lecture où l'on

trouve tous les principaux journaux, revues et publications illustrées. Nous ne parlons que pour mémoire du cercle et des salles de jeu : petits chevaux et baccara.

---

§ II. — Altitude. — Eaux potables. — Climat. — Géologie

La station thermale est à une altitude de 45o mètres. Le climat et la température sont ceux des pays de petite montagne. L'air est d'une pureté remarquable. Les eaux potables sont très abondantes, bien captées, d'une limpidité et d'une fraîcheur exquises. Elles descendent de la montagne, des environs de Fontanas, petit village situé au-dessus de Royat, au milieu de nombreuses sources vives. La plupart des réclames vantent la douceur et l'égalité de la température. Ce n'est pas tout à fait la vérité. D'autre part, on répète qu'il fait à Royat, durant l'été, une chaleur souvent excessive. C'est moins vrai encore. Comme dans tous les pays d'altitude, les variations du thermomètre sont assez rapides. Voici ce qui se passe le plus communément en été. Après quelques jours consécutifs de chaleur croissante (3 à 5 jours, plus rarement 6 à 10 jours), un orage survient avec une pluie abondante, souvent nocturne, de 24 à 48 heures, et le temps se rafraîchit. La chaleur revient peu à peu jusqu'à un nouvel orage qui rafraîchit de nouveau. A part quelques exceptions rares, même après les journées fort chaudes, les soirées sont douces, éventées par les brises de montagne. Il suffit, pour l'éprouver, de descendre la route de Clermont-Ferrand, deux ou trois heures après le coucher du soleil : on sent la chaleur monter du sol aux jambes à mesure qu'on avance vers la ville, et l'air frais vous baigner le front dès qu'au retour on approche de Royat.

Voici, d'ailleurs, des notions exactes sur le climat. Elles sont tirées d'observations effectuées à l'Etablissement thermal sous la direction de M. Weyer, de 1889 à 1899. et publiées en partie par la Commission météorologique du Puy de Dôme. en partie inédites :

TEMPÉRATURE MOYENNE PAR MOIS

DES SAISONS THERMALES DE 1890-1899

Les températures minima ont été prises avec un thermomètre Negretti

Les maxima avec un thermomètre Rutherfort

	MAI		JUIN		JUILLET		AOUT		SEPTEMBRE	
	minim. degrés	max. degrés	minim. degrés	max. degrés	minim. degrés	max. degrés	minim. degrés	max. degrés	minim. degrés	max. degrés
1890	+ 9	+20	+12	+22	+12	+22	+14	+24	+ 8	+18
1891	8	18	10	20	13	21	12	22	9	19
1892	8	19	12	21	16	22	14	24	9	19
1893	6	21	8	21	10	24	13	26	8	20
1894	8	20	13	26	16	30	16	28	13	20
1895	10	22	13	26	16	31	16	29	14	25
1896	5	19	10	26	12	30	11	24	8	22
1897	5	19	10	28	12	26	12	28	7	20
1898	5	20	9	24	14	24	18	29	11	26
1899	8	19	11	25	14	28	14	29	10	23

Ces chiffres, représentés par une courbe pour les minima et une courbe pour les maxima donnent le graphique suivant (chaque division est de 2 degrés).

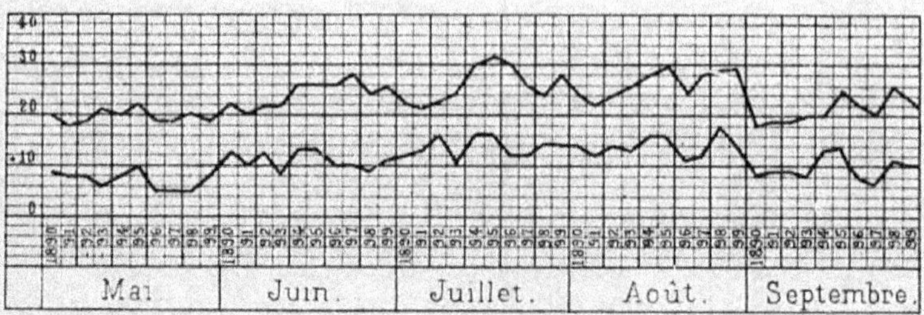

TABLEAU DES PLUIES : DE 1896 A 1899

	1896		1897		1898		1899	
	Nombre de jours	Quantité d'eau tombée, en mm.	Nombre de jours	Quantité d'eau tombée, en mm.	Nombre de jours	Quantité d'eau tombée, en mm	Nombre de jours	Quantité d'eau tombée, en mm.
Mai............	5	19	12	71,9	18	122,2	9	54,6
Juin	17	119,9	11	91	15	129,5	9	84,2
Juillet.........	10	92,9	9	80,9	7	22,7	4	32,9
Août...........	13	81,3	12	131,7	5	31,2	9	85,5
Septembre	13	74	13	10,6	2	16	12	115,6
Saison des cinq mois.	58		57		47		43	

Vents : 1896-1899. — Les observations concernant le régime des vents n'ont été prises, la première fois, qu'en 1896.

Les voici résumées jusqu'en 1899 :

TABLEAU DES VENTS

	Nord	N.-W.	West	S.-W.	Sud	S.-E.	Est	N.-E.
1896	Jours	Jours	Jours	Jours	Jours	Jours	Jours	Jours
Mai............	14	5	»	7	3	»	»	2
Juin...........	6	3	1	18	1	»	»	1
Juillet.........	2	6	»	22	»	»	»	1
Août..........	7	10	2	11	»	»	»	1
Septembre....	10	1	19	»	»	»	»	»
Totaux........	39	25	22	58	4	»	»	5
1897								
Mai...........	6	11	4	9	1	»	»	»
Juin...........	2	13	2	10	»	»	»	2
Juillet.........	5	14	2	8	»	»	»	2
Août..........	1	7	6	17	»	»	»	»
Septembre.....	2	13	1	13	»	»	»	1
Totaux........	16	58	15	57	1	»	»	5
1898								
Mai...........	»	16	1	14	»	»	»	»
Juin...........	3	7	1	17	»	»	»	2
Juillet.........	12	1	»	3	»	»	10	5
Août..........	14	2	2	3	2	»	4	4
Septembre.....	5	3	»	3	»	»	15	4
Totaux........	34	29	4	30	2	»	29	15
1899								
Mai...........	»	8	5	4	»	»	3	11
Juin...........	»	3	»	4	3	»	6	14
Juillet.........	»	12	3	9	»	»	»	7
Août..........	»	12	7	2	»	»	»	10
Septembre.....	»	10	2	13	»	»	»	5
Totaux........	»	45	17	32	3	»	9	47

Il faut signaler la déclivité du sol et sa grande perméabilité, deux conditions importantes d'hygiène et de salubrité. Les eaux de pluie, par leur écoulement rapide, entraînent les poussières et impuretés diverses. Le prompt assèchement de la surface du sol empêche toute humidité, ce qui est particulièrement favorable aux rhumatisants et aux goutteux.

Le fond du terrain sur lequel repose Royat appartient au massif granitique central de la France. Toute proche, la fertile plaine de la Limagne renferme des terrains tertiaires et des alluvions de plusieurs âges. Les éruptions volcaniques qui ont disloqué le sol en ont modifié les reliefs ; de là cette remarquable chaîne des Puys, orientée du Nord au Sud ; de là ces cônes trachytiques dont le Puy de Dôme est un des plus hauts spécimens ; de là ces coulées de lave basaltique de plusieurs époques ; ces monceaux de conglomérats, de pouzzolanes, de lapilli qui jonchent le sol. Pour se faire une idée nette de cette géologie complexe, il est bon de parcourir les plans de Lecoq et surtout le plan en relief de Poulet Scrope. On y voit très distinctement l'assise cristalline, les produits et les alluvions anciennes et modernes ; on y voit aussi la disposition des vallées latérales. La vallée de la Tiretaine dans laquelle est Royat est située du N.-O. au S.-E. au pied du Puy de Dôme. Cette vallée doit être un des points de craquement produits par l'issue des trachytes et des basaltes, issue qui représente une série d'éruptions.

Les géologues placent l'apparition des trachytes et ensuite des basaltes dans le courant de l'époque tertiaire ; ils seraient contemporains du soulèvement des Alpes. Les eaux de Royat, comme du reste toutes celles d'Auvergne, paraissent en connexion étroite avec ces phénomènes ; mais comme ils ont continué jusqu'au diluvium, on serait embarrassé pour fixer un âge précis aux sources d'eaux minérales, Elles sortent d'une façon apparente des arkoses tertiaires ou des travertins superposés.

Parmi les nombreuses hypothèses émises sur l'origine des eaux minérales chaudes, il en est une, que la structure géologique du sol où se trouvent les sources de Royat, rend particulièrement intéressante ; c'est celle d'Elie de Beaumont qui, dans sa remarquable note sur les émanations volcaniques et métallifères, s'exprime ainsi :

« Les sources minérales chaudes... pourraient être considérées comme des volcans privés de la faculté d'émettre aucun autre produit que des émanations gazeuses qui, dans le plus grand

nombre de cas, n'arrivent à la surface que conden-
sées en eaux minérales et thermales (1). »

C'est là ce que pensent bon nombre de géologues
actuels dont le professeur A. Gautier a résumé
l'opinion dans les lignes suivantes (2) :

« Les eaux minérales chaudes seraient, pour
ainsi dire, comme le diminutif des phénomènes
dont les volcans représentent l'expression la plus
complète ; ces eaux seraient des émanations volcaniques affaiblies, et leurs matériaux gazeux ou
volatils auraient été élaborés par les réactions qui
se passent dans la région du feu central. Dans le
cas des eaux minérales, les résidus de ces réactions
viendraient se faire jour, non plus violemment et
par intermittences comme dans les volcans où ils
apparaissent sous forme de laves, de cendres et de
gaz ; mais les parties les plus fixes s'étant conden-
sées partiellement à travers les failles, cassures et
filons, il n'arriverait jusqu'à la surface, dans le cas
des eaux minérales chaudes, que les matériaux les
plus volatils, c'est-à-dire l'eau et les gaz, entraînant
avec eux une partie des matériaux empruntés dans
leur trajet aux couches traversées. Mais c'est au
noyau terrestre incandescent, dont elles proviennent,

---

(1) Bulletin de la Société Géologique, 2e série, t. IV., p. 1249.

(2) Origine des Eaux Minérales, Archives générales d'hydro-
logie. Janvier 1896.

que ces eaux devraient tous leurs éléments volatils, ainsi que la chaleur qu'elles conservent à des degrés divers. »

Les volcans éteints, les immenses coulées de lave visibles en maints endroits, témoignent de l'action violente du feu central en Auvergne. Le jaillissement des sources thermales y représenterait donc aujourd'hui les éruptions volcaniques d'autrefois.

CHAPITRE II

L'ETABLISSEMENT ET LES SOURCES THERMALES

L'Etablissement Thermal comprend en réalité *trois* établissements différents : l'Etablissement proprement dit ou *Grand Etablissement*, et deux autres plus petits et distincts : l'*Etablissement des Bains de Saint-Mart*, récemment construit ; l'*Etablissement des Bains de César*, au contraire très ancien.

Tous trois comportent, outre les cabines ordinaires, plusieurs cabines de luxe avec toilette et salon de repos. Ils sont situés près des sources, dans un parc orné et fleuri, et, comme nous l'avons dit plus haut, d'un dessin remarquable. On trouve d'ailleurs du parc et des établissements, une description agréable et précise dans diverses petites brochures offertes par la Compagnie des Eaux.

Les sources de l'Etablissement thermal sont au nombre de cinq : quatre sources minérales proprement dites, *Eugénie* ou *Grande-Source, Saint-Mart, César* et *Saint-Victor*, et une source non minéralisée, *Velleda*. Les quatre premières sont des eaux thermales classées parmi les chlorurées bi-carbonatées. Elles sont de plus ferrugineuses, lithinées et arsenicales et très carbo-gazeuses. On en trouve l'analyse dans toutes les notices. La voici :

ANALYSE DES CINQ SOURCES DE ROYAT

SOURCES	SAINT—MART Truchot	SAINT-VICTOR Truchot	CÉSAR Lefort	EUGÉNIE Lefort	VELLEDA Lab. ph. nor
Débit en 24 heures, litres.	225.000	30.000	34.500	1.440.000	86.400
Température	31°	20°	28°	35°5	14°5
	gr.	gr.	gr.	gr.	gr.
Bicarbonate de soude.....	0.8003	0.8886	0.3920	1.349	0.0861
— de potasse...	0.1878	0.2500	0.2860	0.435	0.0310
— de chaux....	0.9696	1.0121	0.6860	1.000	0.0864
— de magnésie	0.6508	0.6464	0.3970	0.677	0.0057
— de fer......	0.0230	0 0560	0.0250	0 040	néant
— de manganèse	traces	traces	traces	traces	néant
Sulfate de soude.........	0.1463	0.1656	0.1150	0 485	0.0161
Phosphate de soude.......	traces	traces	0.0140	0.018	néant
Chlorure de sodium..	1.5655	1.6497	0 7660	1 728	0.0133
Iodure et Bromure de sodium	traces	traces	traces	indices	néant
Silice.	0.0945	0.0950	0.160	0.156	0.0354
Alumine	traces	traces	traces	traces	traces
Chlorure de lithium (1)......	0.0350	0.0050	0.0090	0.035	néant
Arséniate de soude (2) du Cod.	0.0013	0.0045	0.0007	non dosé	néant
Total des matières fixes..	4.4741	4.7829	2.8577	5.623	0.2740
Gaz acide carbonique libre...	1.709	1.492	1.229	0.377	néant

(1) Truchot, 1875.
(2) Ecole des Mines, 1870.

Toutes ces sources sont soigneusement couvertes pour y conserver l'intégralité de l'acide carbonique et pour les protéger des poussières extérieures. Leur débit total fournit chaque jour la quantité énorme de un million 815,900 litres d'eau.

En laissant à part la source Velleda, non gazeuse et non minéralisée, on voit que leur degré de thermalité varie entre 20° et 35°3 centigrades, et leurs principes minéralisateurs entre 2 gr. 05 et 5 gr. 60 par litre, sans compter l'acide carbonique libre. C'est plus qu'une minéralisation moyenne.

Nous insistons sur ce point car les eaux de Royat sont assez fréquemment méconnues sous ce rapport particulier. Elles passent, aux yeux de beaucoup de médecins, pour des eaux à peine minéralisées. Cette erreur vient, croyons-nous, de ceci. Ce sont des bi-carbonatées sodiques faibles et l'on confond leur taux en bi-carbonate de soude qui est modeste (1 gr. 35 maximum) avec leur richesse minérale totale qui est plutôt forte (plus de 5 gr. 50 maximum sans l'acide carbonique libre). Or, on voit mettre parfois les eaux de Royat presque au rang des eaux indifférentes, et en même temps considérer la minéralisation de telles eaux étrangères (Ems avec 3 gram. 519 au total, acide carbonique libre compris, Carlsbad avec 5 gram. 516 au total, acide carbonique libre compris) comme très suffisante et très active, ou comme très riche, etc. Cela paraît au moins une erreur, sinon un parti pris. Si l'on admet l'importance thérapeutique des sels contenus dans les eaux thermales et de leurs doses, il faut leur reconnaître la même valeur dans toutes les eaux.

Or, les eaux de Royat sont, par leur minéralisation, au premier rang des bi-carbonatées sodiques faibles ; mais si l'on tient compte des bi-carbonates autres que le bi-carbonate de soude, leur minéralisation, nous ne disons plus totale, mais simplement alcaline, les place encore dans un rang qui compte. Le bi-carbonate de chaux, par exemple, est en proportion élevée (1 gram. par litre). Et l'on sait la valeur attribuée aux sels de chaux dans les eaux alcalines. Pougues, dont ce bi-carbonate est le principal élément, n'en renferme que 1 gram. 66. Lecorché faisait grand cas de la réunion, dans les eaux de Royat, des sels sodiques et calciques. On oublie ou l'on ignore trop volontiers ces associations alcalines, qu'on n'a d'ailleurs pas suffisamment mises en lumière à propos des sources de Royat. Qu'on veuille bien jeter les yeux sur ces deux petits tableaux :

RICHESSE DES EAUX DE ROYAT

(*Eugénie*) en bi-carbonates alcalins seuls

	Soude......................	1.349
Bi-carbonates...	Chaux....................	1 »
	Potasse..................	0.435
	Magnésie................	0.677
	Total............	3.461

(*Eugénie*) en chlorures

Chlorures ......
{ Sodium 1.728
{ Lithium 0.035
____
Total 1.763

On remarquera que les quatre sources, de nature semblable, offrent une gamme étendue et progressive de 2 gram. à 5 gram. 50 (minéralisation totale) avec des différences de proportions, mais avec les mêmes principes fondamentaux : alcalins, chlorure, fer et arsenic. Quant à l'acide carbonique voici ce qu'en dit le professeur Landouzy : — «...Si la source Eugénie renferme 400 centigr. d'acide carbonique libre par litre, on trouve 1.200 à César, 1.700 à Saint-Mart et 1.500 à Saint-Victor. Quelle puissance thérapeutique carbo-gazeuse représente Royat ! »

Il faut noter en outre la richesse en lithium qui a valu notamment à la *source Saint-Mart*, le surnom de « Fontaine des Goutteux ».

La *source Saint-Victor* mérite une mention spéciale, pour ses doses de fer (5 centigr. 6 par litre) et surtout d'arsenic (4 milligr. par litre). Il faut retenir qu'elle se range immédiatement après les eaux de La Bourboule, parmi toutes les eaux minérales de France, comme *eau arsenicale*. De plus l'association du fer et de l'arsenic lui donne une valeur thérapeutique toute particulière, d'autant plus que cette eau se digère facilement, et que nombre de personnes rebelles aux préparations pharmaceutiques, ferrugineuses et arsenicales, supportent fort bien l'eau de Saint-Victor bue à la source.

Toutes ces notions sur les eaux de Royat sont de date ancienne, établies et consacrées, puisque la dernière analyse indiquée au tableau ci-dessus, remonte à 1876 environ.

Depuis ce temps, et surtout en ces dernières années, d'intéressantes recherches ont été entreprises, un peu partout, sur les Eaux minérales, et, dans un esprit nouveau. Ainsi, on juge bien moins exclusivement ces eaux, sur leurs caractères chimiques, sur leur minéralisation. Leur état moléculaire, électrique, et surtout radio-actif, toutes leurs qualités dynamiques, pourrait-on dire, gagnent en importance, pour devenir bientôt, peut-être, prépondérantes. D'après des recherches récentes, d'ailleurs, la minéralisation totale de nombreuses sources minérales serait sensiblement au-dessous des chiffres consacrés. Ces études restent à poursuivre et leurs résultats à confirmer. Il faudrait aussi, pour permettre des comparaisons légitimes, que les principales Eaux minérales d'Europe fussent étudiées de nouveau du même point de vue.

Voici, pour Royat, des notions complémentaires à ajouter aux anciennes.

Duboin (de Clermont-Ferrand), en 1899, a dosé l'*Iode* dans la source Eugénie, soit = o milligr. 01 par litre. Plus récemment encore, Carles (de Bordeaux) a trouvé : *Fluor* = 5 milligr. dans Saint-Mart; .et = 2 milligr. dans César.

Le gaz des sources a été analysé et dosé par Moureu qui a trouvé :

Co^2 = 99,5 %.
Oxygène = Néant.
Azote = 0,49 %.
Argon et Helium = 0,0052 %.

Ceci est à rapprocher d'anciennes analyses donnant les chiffres des gaz différents contenus dans les différentes sources :

	EUGÉNIE	CÉSAR	St-MART	St-VICTOR
Co^2..........	+ 0,748	1,229	1,709	1,492
Azote	0,052	0.038	0,042	0,042
Oxygène.....	0,011	0,009	0,098	0,008

L'échelle d'alcalinité a été déterminée, ainsi que les points cryoscopiques :

1° *Echelle d'alcalinité :*

Eugénie correspond	à 1 20 d'hydrate de soude filtrée		
César	—	0.58	—
St-Mart	—	1.08	—
St-Victor	—	1.12	—

2° *Points cryoscopiques :*

Eugénie	△	0.230
César	△	0.165
St-Mart	△	0.375
St-Victor	△	0.385

Rappelons que le point cryoscopique du sang est 0,56. Les Eaux de Royat sont donc nettement hypotoniques, et, par conséquent, d'une absorption facile.

Enfin il a été démontré — et c'est un fait à quoi les idées actuelles attachent une grosse importance — que les sels divers contenus dans l'eau de Royat sont, en totalité, à l'état d'*ions libres.*

Sur *l'état électrique* des Eaux de Royat, il a été fait, à différentes dates, les recherches suivantes :

1° Les recherches très anciennes de Scoutetten signalées, en 1877, par le docteur Boucaumont, et dont voici les résultats : « Les courants, au lieu de s'affaiblir par le repos, comme dans les autres stations, se sont montrés d'une égale intensité du commencement à la fin de l'immersion » ;

2° Les expériences plus récentes du docteur Lestchnesky, sur les phénomènes électriques des eaux minérales et l'eau de mer. Ces expériences ont été faites d'abord à Néris, puis, dans les mêmes conditions, à Vichy, *Royat,* Châtelguyon, Châteauneuf, La

Bourboule, le Mont-Dore, Arcachon. L'auteur considère qu'elles ne sont pas terminées, mais il en tire dès maintenant les conclusions générales, fermes, que voici :

1° Les eaux minérales des stations thermales expérimentées, ainsi que l'eau marine, possèdent et manifestent une certaine quantité d'électricité ;

2° Le potentiel des eaux minéralisées ne se manifeste qu'à la condition que celles-ci soient en contact avec la terre directement ou par un conducteur ;

3° Ce conducteur peut être soit un fil métallique, soit une colonne d'eau (bains à eau courante) ;

4° L'état électrique des eaux minéralisées est influencé par la pression atmosphérique et par l'orage, alors qu'il se produit des modifications de la répartition de l'électricité terrestre ;

5° Les eaux minéralisées, à un certain degré de saturation ont une activité chimique moindre que celles d'une solution plus faible et dégagent moins d'électricité, etc... (*Gazette des Eaux*, août 1900.)

La radio-activité des eaux de Royat est assez faible. Elle a été évaluée, par Curie, à 0.33 (1 correspond à l'émanation que donne 1 milligr. de bromure de radium, dans 10 litres d'air, par unité de temps).

Les cinq sources s'emploient toutes en boisson. Deux d'entre elles, Saint-Victor et Velleda, n'ont même actuellement que cet unique usage. La **Source Velleda** non gazeuze, à peine minéralisée (moins que Evian), s'absorbe très rapidement et se recommande pour les « cures de lavage ».

On a donné des spécialisations très affirmatives pour chacune des sources minérales. La **Source Eugénie** ou **Grande-Source** s'applique aux bronchites ; **Saint-Mart,** fontaine des goutteux, à la goutte ; **César,** aux dyspepsies ; **Saint-Victor**, aux anémies.

Ce sont des formules générales très simples, excellentes pour la publicité. A la vérité, les cinq sources peuvent, dans un traitement, s'entr'aider, se combiner, se suppléer ou s'exclure. Cela dépend du malade, de son état présent ; et le maniement judicieux de ces sources diverses est la spécialité propre du médecin hydrologue.

La Source Eugénie ou *Grande-Source*. — Eût suffi seule à fonder et faire prospérer une station thermale. La plus chaude des quatre sources minérales et carbo-gazeuses de Royat : 35°5 ; la plus minéralisée : 5 gr. 60, sans compter l'acide carbonique libre, jaillissant d'elle-même de son propre jet, à 5ᵐ40 du griffon ; elle est, par son abondance (débit 1,000 litres par minute, soit en 24 heures : 1.440.000 litres), sinon unique, du moins extrêmement rare entre toutes les sources minérales du monde. Elle est la grande richesse de Royat. Elle alimente seule, sauf le service d'hydrothérapie d'eau douce, tous les services du Grand Établissement.

Nous commencerons par les bains :

Les bains d'Eugénie à eau courante se donnent dans plus de cent baignoires et deux vastes piscines. Signalons tout de suite les piscines : l'une, de 93 mètres carrés, offre aux nageurs un champ très suffisant. L'autre, établie plus récemment, sur les indications du professeur Brissaud, est spécialement destinée aux ataxiques et à tout malade suivant une cure de rééducation motrice.

Mais le bain-type de Royat, c'est le *bain d'Eugénie en baignoire*, médication traditionnelle et fondamentale de la station. Vanté et consacré autrefois, sous le nom modeste de *bain à eau courante, bain à eau vive* ; aujourd'hui, mieux étudié dans sa nature et ses multiples modes d'action, il a reçu le nom nouveau de *bain carbo-gazeux.* C'est maintenant le premier — le plus faible — de la série graduée de nos bains carbo-gazeux.

Il en existe actuellement deux variétés : les bains Eugénie A et les bains Eugénie B. Des renseignements explicites à ce sujet nous paraissent nécessaires.

A la suite des études récentes faites sur le bain carbo-gazeux en général, Royat a perfectionné ses installations en s'inspirant d'un principe strict :

Utiliser l'eau minérale avec toutes ses qualités natives, sans manipulation d'aucune sorte. Toutefois, si considérable et si régulier que soit le jet d'une source, son débit n'est pas illimité, ni mathématiquement invariable. On comprendra donc sans peine qu'il se produira des à-coups et que ce débit deviendra insuffisant s'il doit, dans le même instant, se diviser dans 5o, 8o et même 100 baignoires, sans compter les piscines. Or, pendant la saison, on donne souvent au grand [Établissement de Royat, ce nombre de bains à la fois. Pour suffire à cette énorme dépense, l'eau du griffon se recueille dans un immense réservoir qui fait office, pour ainsi dire, de lac régulateur, et d'où partent les canalisations desservant les piscines et les cabines de bains. Réservoir et canalisations sont absolument clos et l'eau minérale, en aucun point de son trajet, n'est au contact de l'air. Néanmoins, elle se modifie un peu pendant son séjour dans le réservoir ; il se forme quelque précipité et elle arrive trouble dans la baignoire. C'est là le bain ancien de Royat, le vieux bain d'Eugénie, à 33° 1/2 (la source a 35°), bain carbo-gazeux et minéralisé, malgré les pertes subies par l'eau dans le réservoir. C'est le *bain A* actuel.

En branchant une conduite particulière directement sur la colonne montante du griffon, on a créé le *bain B*. L'eau du bain B est limpide et transparente comme une eau de roche. C'est en effet le jet même de la source qui se divise et se répand immédiatement dans les baignoires, sans aucune perte de gaz ni de sel. Le nombre de ces baignoires, proportionné au débit continu des sources, est nécessairement restreint, puisqu'on n'y utilise uniquement que l'eau jaillissante. Autrement, rien ne serait plus facile que de multiplier les bains B. Leur nombre, relativement petit, est la meilleure garantie de la stricte loyauté de l'installation balnéaire de Royat. Car, il faut le dire, on donne sans doute, en d'autres stations, des bains d'eau courante, mais on doit remarquer qu'à Royat, tous les bains sont alimentés par une source vive unique, non avec des eaux minérales de sources diverses mélangées.

« A Royat, dit le Professeur Landouzy, c'est donc
» *l'eau à l'état naissant, à l'état de médicament natif,*
» que vous pouvez employer sans intervenir ni par
» le réchauffement, ni par le refroidissement, et
» c'est cette eau que, selon les cas, le médecin ordonnance, selon les modes les plus différents et
» les mieux adaptés aux demandes et aux tempéraments des malades ».

La Source St-Mart alimente, dans son établissement particulier, la buvette et les *Bains de Saint-Mart*. Théoriquement, ce bain est à 30°, mais en réalité, il atteint 28 à 29°, au maximum, dans la baignoire. Il existait autrefois des bains de la source St-Mart ; ces bains disparus avaient dans la baignoire, 28°5.

L'eau arrive directement du griffon avec sa minéralisation totale (4 gr. 47), toute vive et toute pétillante de son acide carbonique libre (1 gr. 707). Car cette source Saint-Mart ne fournit que des bains B. C'est par excellence un bain carbo-gazeux naturel.

La Source César. — Outre la fontaine où l'on boit, alimente également, dans un établissement particulier, un certain nombre de baignoires, proportionnel à son débit. Elle possède un réservoir et, par conséquent, s'administre en bains A et en bains B, comme la source Eugénie. Ce bain de César est à 27°. Le gaz carbonique, de même que la minéralisation totale, y est moins abondant que dans l'eau de Saint-Mart, mais en bulles plus fines. On comparait volontiers, jadis, ce bain à un bain de vin de Champagne. A la vérité, son action tonique est très vive : la thérapeutique thermale a peu de moyens d'une énergie équivalente. Chez certains malades, anémiques et neurasthéniques, il remplace la douche froide avec grand avantage. Comme toutes les médications actives, tous ces bains, et ceux de César en particulier, doivent être administrés avec circonspection.

En résumé, Royat, aujourd'hui, offre avec *trois* de ses sources, *cinq sortes de bains* carbo-gazeux naturels, sans aucune espèce de manipulation de l'eau minérale, savoir :

Les bains d'Eugénie.... A et B
Le bain de Saint-Mart.. »   B
Les bains de César..... A et B

Il faut retenir encore que les bains peuvent être donnés à eau dormante ou courante, pure ou coupée d'eau douce, à température naturelle ou modifiée. On voit de quelle gamme étendue et variée la thérapeutique balnéaire dispose à Royat.

Et nous ne comptons pas, dans les *cinq* sortes de bains, le *Bain Acidulé*, qu'il faut signaler à part. Ce dernier est un bain d'eau minérale (source Eugénie) à eau dormante, dans lequel circule, venant du fond de la baignoire et pris à la source même d'Eugénie, un fort courant de gaz carbonique.

Nous avons dit que la source Eugénie, en dehors de l'hydrothérapie d'eau douce, et outre les bains d'Eugénie, alimentait tous les services du Grand Etablissement. Voici quels sont ces services :

1° *Les salles d'aspiration.* — Ce sont des salles où l'on aspire des vapeurs chaudes d'eau minérale. Cette médication de Royat n'a pas la renommée qu'elle mérite. Par sa valeur thérapeutique et les résultats à peu près constants qu'elle donne dans certaines affections des voies respiratoires, elle vient immédiatement après les bains et presque sur la même ligne. C'est proprement la médication qui fait la juste vogue du Mont-Dore. Les salles de Royat sont beaucoup moins vastes, mais leur fonctionnement n'est peut-être pas sans avantage. Elles sont munies de gradins, ce qui permet aux malades de séjourner dans une atmosphère de vapeurs progressivement graduées pour la température et la tension. En outre, chaque salle ne sert pas plus d'une heure de suite. Après chacune de ces séances d'une heure, la salle est évacuée et ventilée ; les murs en sont lavés antiseptiquement, et les fenêtres ouvertes l'aèrent pendant un temps égal jusqu'à la séance prochaine. Il y a deux salles dans chaque service (service des hommes, service des femmes) qui fonctionnent à tour de rôle. Pendant que l'une, remplie de vapeur, reçoit les malades, l'autre est ventilée. Ce service doit recevoir, dans les prochaines améliorations en projet de tout l'Établissement thermal, une grande extension, tout en gardant son fonctionnement actuel qui est des meilleurs ;

2° *Les pulvérisations. — Les douches pharyngiennes. — Les irrigations nasales*, etc. — L'eau minérale est ici réchauffée. La quantité, la température et la pression sont mesurées à volonté ;

3° *Un double service de douches minérales.* — Les unes à la pression et à la température mêmes de la source ; les autres à pression fixe de 3 mètres et à température variable, obtenue en chauffant l'eau minérale ;

4° *Des douches avec massage sous l'eau*. — Ce service fonctionne depuis 5 ou 6 ans et a reçu, depuis, des améliorations considérables. Il a été dédoublé, muni des appareils les plus récents et les plus perfectionnés. Il compte certainement parmi les installations similaires les plus parfaites ;

5° *Les irrigations vaginales et intestinales*, données à température et à pression exactement graduées :

6° *Un service de bains hydro-électriques*. — Ces bains sont locaux — maniluves ou pédiluves — ou complets. Un courant électrique passe dans le bain thermo-minéral et se mesure exactement au moyen d'un rhéostat. On sait que, dans ces conditions, il se produit une absorption locale de sels minéraux qui traversent la peau à l'état d'*ions* ;

7° Enfin les *Douches d'acide carbonique*. — L'acide carbonique libre, recueilli dans l'immense réservoir de l'eau Eugénie, est précieusement utilisé. Nous avons vu déjà le bain acidulé. Ces douches sont des applications locales faites par le malade lui-même, d'un courant sec d'acide carbonique. Un appareil spécial, analogue aux caisses fermées, dans lesquelles on donne des bains d'air chaud, permet de donner de véritables *bains complets d'acide carbonique sec et chauffé*.

AUTRES SERVICES OU L'EAU MINÉRALE N'EST PAS EMPLOYÉE.

1° *Hydrothérapie d'eau douce.* — L'installation complète et confortable de ce service, à l'intérieur même de l'Établissement thermal, permet d'administrer avec précision toutes sortes de douches à températures variées. L'eau, venant de la montagne, est d'une grande fraîcheur. Elle atteint à peine 13 degrés dans les plus chaudes journées ;

2° *Bains d'air chaud, de vapeur sèche, de vapeurs aromatisées,* etc. — Il suffit de signaler ces médications.

CHAPITRE III

ACTION PHYSIOLOGIQUE ET THÉRAPEUTIQUE
DES EAUX

Voici un chapitre presque absolument nouveau, tant par son développement que par le caractère scientifique des notions qu'on y trouvera. Naguère encore, sous ce même titre, on signalait simplement l'impression de fraîcheur immédiate, puis de chaleur consécutive, accompagnée de picotements et de rougeur de la peau, ressentie dans les bains. L'énoncé de ces faits évidents était entouré d'une abondance de phrases vaguement explicatives et qui repassaient, sans variété, de notice en notice. Il en était de même pour l'effet des eaux en boisson : quelques remarques courantes sur sa saveur, certaines impressions subjectives et c'était à peu près tout.

Les premières recherches méthodiques semblent avoir été faites, autrefois, à Royat, sur les *vapeurs d'eau minérale des salles d'aspiration*. Le docteur Huguet et l'un de nous ont en effet démontré que la composition chimique des vapeurs rappelle celle de l'eau même. On y trouve, outre la vapeur d'eau, de l'acide carbonique, et, à dose infinitésimale mais sensible, les sels mêmes de l'eau qui, dans ces conditions, agissent comme topiques sur la surface pulmonaire ou y sont directement absorbés.

Les Eaux en boisson

Elles sont piquantes, au goût, comme toutes les eaux gazeuses, sauf la source Velleda, froide et sans saveur spéciale. Quelques personnes se trouvent même parfois étourdies après l'ingestion rapide d'un verre d'eau pris à la source. Plus souvent, surtout chez certains dyspeptiques qui en sont soulagés, cette ingestion est suivie d'une émission de quelques gaz stomacaux. D'autres personnes, très sensibles et en petit nombre, distinguent nettement le goût du fer, surtout dans l'eau de la source Saint-Victor. Un plus grand nombre de buveurs qui, d'ailleurs, suivent en même temps une cure externe de bains, douches, etc., et qui, par conséquent, ont les fonctions de la peau très activées, accusent, après avoir bu, une sudation rapide et abondante. Cette sudation peut être généralisée ou parfois plus marquée à certaines régions. Dans la plupart des cas, une diurèse moyenne, mais qui peut être considérable, se produit. C'est la règle dans les cures bien conduites. On a donc vanté avec raison le pouvoir diurétique de nos eaux. Il est réel sans être aussi direct et aussi régulier. L'effet diurétique à Royat est bien plus le résultat d'une cure dirigée avec soin, selon tel ou tel sujet, que le simple effet de telle ou telle source. En outre, cette cure provoque plus ou moins rapidement des décharges de sels uratiques rouges. (*Semaine des sables*).

A ce point de vue particulier du pouvoir diurétique, *l'eau de la Source Saint-Mart en boisson* a été méthodiquement étudiée, ainsi qu'au point de vue de la nutrition générale. *L'eau de la Source Eugénie en boisson* a été étudiée au point de vue de ses effets sur la digestion stomacale. Voici les résultats :

1° *L'eau de la Source Saint-Mart employée en boisson* n'est que faiblement diurétique. Elle augmente le volume des urines à peine du volume d'eau absorbée ;

2° Seule, en dehors de toute cure externe, elle augmente l'excrétion de l'urée de 4 grammes environ dans les vingt-quatre heures ; plus lentement que les bains, mais un peu davantage ;

3° Sans action sur les chlorures et l'acide phosphorique, elle augmente et régularise l'élimination de l'acide urique.

L'eau de la Source Eugénie employée en boisson seule, en dehors de tout traitement externe, augmente nettement l'acide chlorhydrique libre du suc gastrique et l'acide chlorhydrique combiné, de même que les bains seuls.

Les Bains

Leur action est, en somme, l'action générale du bain carbo-gazeux naturel, à la fois plus efficace et moins brutale que l'action des bains artificiels. Nous prendrons pour type l'ancien bain ordinaire de Royat à température indifférente (33° 1/2), le bain carbo-gazeux minimum de la station, actuellement le bain Eugénie A. Les autres bains, Eugénie B, Saint-Mart, César A et B, ont les mêmes effets, plus accentués, avec quelques différences que nous signalerons chemin faisant, et qui proviennent de leur teneur plus forte en gaz carbonique ; et de leur température inférieure.

Action sur la circulation

Nous exposerons d'abord les phénomènes provoqués par les bains et nous en rechercherons ensuite le mécanisme.

De tout temps on avait fait sur les bains de Royat les remarques suivantes : à l'entrée dans le bain, impression de fraîcheur immédiate, légère et fugace, avec pâleur de la peau ; dépôt sur tout le corps de bulles de gaz plus ou moins fines et nombreuses ; alors impression seconde de picotements parfois aigus, surtout aux endroits où la peau a le plus de sensibilité et de finesse — face interne des membres, par exemple — chaleur et rubéfaction générale, légère ou intense, avec toutes les nuances intermédiaires du rose au rouge vif ; cette rougeur est nettement délimitée par la ligne du niveau de l'eau ; au sortir du bain, sentiment de bien-être et de vigueur accrue. Tous ces phénomènes, qui sont presque exclusivement des phénomènes circulatoires, sont manifestes pour le premier baigneur venu. Il a fallu plus d'attention et des recherches méthodiques pour les suivants.

Disons tout de suite que certaines de ces recherches ont été poursuivies à Royat même par l'un de nous, voici déjà quinze ans passés. Depuis, elles se sont multipliées un peu partout sur les bains carbogazeux.

Le pouls se ralentit dans le bain. On peut dire que ce ralentissement du pouls est constant ; car si l'accélération se produit quelquefois, c'est très rarement et dans des conditions spéciales ; soit à l'entrée dans le bain quand l'impression de froid est trop vive, soit vers la fin du bain, si cette impression de froid réapparaît et s'il survient un frisson. On note également, aussi bien à la palpation qu'au sphygmomètre, une augmentation d'amplitude et d'énergie des pulsations.

Le volume du cœur diminue. — Ce fait a été très discuté et l'est encore par certains. Nous le considérons comme acquis. A la vérité, c'est un fait de physiologie pathologique plus que de physiologie normale. car les observations et les expériences ont surtout été effectuées chez des malades. On a d'abord signalé une diminution de l'aire de matité du cœur. D'autres observateurs ont simplement constaté dans des cas de dilatation cardiaque. que la pointe tendait à reprendre sa place normale. On en a donné comme preuve des schémas comparatifs pris avant et après le bain. et des épreuves radiographiques. Les contradicteurs, qui n'avaient retrouvé eux-mêmes ces modifications dans leurs observations personnelles, ne se sont pas rendus sur ces documents ; mais des observations multiples ultérieures nous paraissent convaincantes et définitives. notamment les observations du docteur Merklen et de l'un de nous, chez des hyposystoliques, dans lesquelles la réduction notable et persistante de la matité cardiaque a été constatée, en même temps que l'ascension du bord extérieur du foie et la diminution de sa sensibilité douloureuse. Enfin, à Royat, nous avons toujours, chez nos cardiaques, retrouvé après le bain la réduction de l'aire de matité du cœur.

La pression artérielle se modifie. — Et elle peut se modifier dans les deux sens. Tantôt, en effet, le bain élève la pression, tantôt il l'abaisse.

La question est plus controversée encore que la précédente. L'élévation de la pression est admise, mais les divergences éclatent à propos de l'abaissement et surtout à propos des conditions de cet abaissement. Sur les faits mêmes, les avis sont d'ailleurs partagés à peu près également. Les uns admettent que l'abaissement de la pression est aussi fréquent que l'élévation, tant chez les cardiaques que chez l'homme normal. Les autres admettent exactement le contraire. L'action du bain serait presque exclusivement hypertensive, mais seulement chez les sujets à tension normale ou trop faible. Chez les hypertendus l'abaissement serait le résultat le plus fréquent. Les températures élevées des bains seraient hypertensives ; mais il y a désaccord sur les chiffres. Les uns indiquent 36° à 38° comme des températures relevant la pression, d'autres n'ont vu cette élévation de pression qu'au-dessus de 40°.

D'ailleurs, ceci ne concerne pas le bain de Royat naturel, donné sans manipulation, puisque le bain le plus chaud — Eugénie A ou B — ne dépasse pas 34°. En outre toutes les controverses regardent les bains carbo-gazeux en général. Mais la question est

définitivement tranchée, quant à nos bains carbo-
gazeux de Royat, surtout au sujet de leur action
hypotensive. On verra plus bas les résultats d'observations et de diverses expériences faites à Royat
qui sont concluantes.

L'abaissement de la pression chez les hypertendus,
qui a été la question la plus discutée, est aussi la
question la plus complexe, car on peut en somme y
rattacher tout le problème de la pression artérielle
elle-même, de sa valeur essentielle et séméiologique
et aussi de la valeur de son évaluation par nos
moyens actuels. Sans nous perdre dans de longs
détails, nous ne pouvons pas n'en pas dire un mot.

En somme, la pression artérielle n'est que la
pression que supporte le sang pris entre deux forces
antagonistes : force motrice du cœur et résistances
périphériques des vaisseaux, surtout des capillaires
plus ou moins contractés. C'est ainsi que la consi-
dérait Potain, comme la résultante des deux causes
suivantes : la force propulsive du cœur, qui main-
tient les parois vasculaires en état de tension, et la
résistance périphérique qui correspond en partie à la
tonicité propre des vaisseaux et qui s'accroît rapidement avec la diminution du calibre de ceux-ci, en
proportion inverse du carré de leur diamètre, selon
Poinseuille.

Pour *l'hypotension*, la plupart des auteurs s'accordent à considérer qu'elle tient, avant tout, à la faiblesse du tonus circulatoire, tant du cœur que des artères.

L'*hypertension*, elle, n'est pas due à l'augmentation de l'action cardiaque, mais bien à l'augmentation de la résistance périphérique, puisque seule, en dehors de l'insuffisance aortique, cette dernière provoque l'hypertrophie ventriculaire gauche. Or, cette augmentation de la résistance périphérique peut être de deux ordres, et par suite on doit admettre qu'il existe deux hypertensions :

Une hypertension organique, sous la dépendance des lésions des artérioles périphériques et surtout viscérales, lésions qui se traduisent par une diminution de calibre et par un défaut d'extensibilité qui détermine, comme l'ont montré Huchard et von Basch, une énorme augmentation de la résistance périphérique. Cette hypertension est permanente.

Et une hypertension fonctionnelle, par spasme des artérioles périphériques et viscérales. Ce spasme artériel peut se joindre aux lésions scléreuses et les aggraver, mais il peut aussi exister seul (c'est la présclérose de Huchard, la pseudo-angiosclérose de von Basch). Sa cause serait, pour Huchard, la rétention de certaines toxines ; pour Vaquez, un hyperfonctionnement des capsules surrénales ; mais seule l'hypothèse de ce spasme permet d'expliquer les hypertensions transitoires et variables.

C'est sur cette dernière forme d'hypertension qu'agissent favorablement et sûrement les bains carbo-gazeux.

Voici maintenant de curieuses expériences faites à Royat récemment, qui établissent d'abord l'action indéniable et propre de ses bains carbo-gazeux, et montrent ensuite la différence d'action de deux bains carbo-gazeux de sources différentes. On a étudié sur un même sujet l'effet :

1° D'un bain d'eau douce ;

2° D'un bain d'Eugénie A, carbo-gazeux minimum ;

3° D'un bain de Saint-Mart, carbo-gazeux maximum.

Ces bains ont été donnés tous trois à la même température de 34° et de la même durée de 20 minutes. Voici les résultats :

Bain d'eau douce. — Effet à peu près nul. La pression est sensiblement égale à l'entrée dans le bain et à la vingtième minute.

Bain Eugénie A. — La baisse de pression, à la vingtième minute, est de 35 m/m au Potain. — Elle persiste pour moitié 20 minutes après la sortie du bain.

Bain Saint-Mart. — La baisse de pression, à la vingtième minute, est de 15 au Potain. Mais la pression revient à son niveau initial 20 minutes après la sortie du bain.

L'action des bains carbo-gazeux est péremptoirement démontrée. Mais la comparaison entre les effets des deux sortes de bains minéraux n'est pas aussi parfaitement concluante, car le bain d'Eugénie A, donné à 34°, qui est sa température propre, est un bain carbo-gazeux absolument naturel, tandis que le bain de Saint-Mart donné à cette même température de 34°, alors que sa température propre est dans la baignoire de 28 à 29°, et 30 au griffon, n'est qu'un bain d'eau minérale chauffée, c'est-à-dire modifiée. — Retenons néanmoins que ce second bain, plus gazeux que le premier, est moins hypotenseur et d'un effet moins durable dans ce sens.

En résumé, les observations, prises à Royat, donnent les résultats suivants :

Chez les sujets à tension normale, toujours la tension s'abaisse dans le bain, progressivement et dans des proportions variables d'un sujet à l'autre. Chez la plupart d'entre eux, elle commence à se relever un peu au bout d'une dizaine de minutes, mais chez quelques-uns on ne constate pas ce relèvement. La chute de pression est d'autant plus marquée que la rubéfaction cutanée est plus intense, d'autant plus également que le malade est plus asthénique, et par suite, surtout, lors des premiers bains. Après la sortie, la pression se relève pour revenir à peu près au niveau initial.

Chez les sujets à tension faible, on assiste à une série de phénomènes tout à fait comparables, mais ici, quelques heures après la sortie, la pression remonte à un niveau supérieur au niveau initial. Chez les malades les moins asthéniques, et ordinairement au bout de quelques bains, le relèvement de la pression commence à se manifester dans le bain même.

Enfin, chez les hypertendus, l'action du bain se manifeste comme dans les deux catégories précédentes, par une chute de la pression, mais moins rapide et ne s'accentuant que sous l'influence de bains plus prolongés. Jamais, chez ces malades, on ne remarque de relèvement de la pression vers la fin du bain. Quelques heures après la sortie, le plus souvent, la pression ne récupère pas le niveau d'avant le bain.

Il faut ajouter que dans nos bains tout à fait naturels, pris à leur température propre, il peut se produire, à l'entrée, une élévation de pression très variable, presque insensible ou fort nette, selon les bains. Ce point a une importance évidente, pour le traitement des hypertendus, et il est imprudent, pour ces malades, de se soigner sans direction et sans surveillance.

A la vérité, le sens et le degré des modifications de la pression dépendent des sujets et aussi surtout de la variété et du mode d'administration des bains, de leur température initiale ou constante, naturelle ou modifiée, de leur teneur en gaz et de leur durée.

Sans entrer dans des détails de pratique thermale, hors de propos ici, on peut dire d'une façon générale que les bains de Royat déterminent :

1º Soit de l'hypertension, en les donnant d'emblée très gazeux et très courts ; l'hypertension sera d'autant plus accusée que le bain s'éloignera de la température indifférente ;

2º Soit de l'hypotension, en les donnant à la température de la peau, très progressivement gazeux et d'une durée assez prolongée.

Voilà l'action immédiate du bain, en quelque sorte d'un bain isolé ou unique. Que devient cette action après une série de bains successifs plus ou moins nombreux, c'est-à-dire après une cure de bains et quel en est le résultat éloigné ?

Il est logique de penser que l'action de chaque bain de la série s'ajoute à celle du précédent, l'augmente, l'affermit et la prolonge. Et c'est ce qui arrive. Le dixième ou le quinzième bain d'une série de 18 ou 20, par exemple, a certainement une valeur thérapeutique plus grande que le premier ou le deuxième. De là l'importance des trois ou quatre derniers bains d'une cure thermale bien dirigée, soit en plus, soit en moins. Et ceci est vrai absolument pour les effets totaux de la cure thermo-minérale complète. Au point de vue spécial de la circulation, qui nous occupe ici, on peut considérer le traitement par les bains carbo-gazeux comme une sorte de gymnastique très douce et naturellement progressive de tout le système vasculaire. Chaque bain est tout à fait comparable à une séance d'exercices. Or, le bénéfice des exercices réglés s'acquiert par l'entraînement, par la répétition méthodique de séances plus ou moins nombreuses et suivies. Il en est exactement de même d'une cure de bains de Royat.

En résumé, la cure ne fait que fortifier et faire durer l'action particulière de chaque bain. Elle est *éminemment, et avant toute chose, régularisatrice de la circulation.*

Elle ralentit le pouls lorsqu'il était accéléré de façon anormale. Elle réduit nettement la zone de la matité cardiaque chez les dilatés.

Sans modifier la pression normale, elle relève la pression quand elle est trop faible et l'abaisse quand elle est trop élevée. Cet abaissement à la normale se produit dans la proportion de 70 à 80 %. des cas.

Tout ceci, bien entendu, s'applique aux cas appropriés, aux malades choisis et traités avec une compétence attentive.

Quant à la durée des effets obtenus, elle varie, à vrai dire, avec les diverses affections, avec les malades particuliers. Il est bien difficile de généraliser. Cependant, on peut donner comme règle que les effets favorables, notamment pour les hypertendus fonctionnels, persistent de plusieurs mois à un an, surtout si les malades s'astreignent à un régime entre les cures, et même, dans certains cas, malgré le défaut de cette sage précaution.

Mécanisme de l'action des bains sur la circulation

Il s'agit maintenant d'expliquer les divers phénomènes que nous venons de passer en revue. Rappelons d'abord les plus frappants, visibles à tout baigneur.

A l'entrée dans le bain, à la première et brève impression de froid, la peau pâlit. C'est un effet simple de vaso-constriction. Dès que les petites bulles de gaz viennent se fixer à la peau, d'autant plus serrées et nombreuses que le gaz est plus abondant dans l'eau et le sujet plus immobile, celui-ci éprouve immédiatement une sensation générale de picotement, de démangeaison et de chaleur, en même temps qu'une rubéfaction se produit. C'est, cette fois, un effet de vaso-dilatation. Quant à la sensation de chaleur, elle s'explique facilement. Les bulles de gaz isolent le corps du contact frais de l'eau et empêchent la déperdition de calorique. Les terminaisons nerveuses du derme restent sous l'influence de la congestion capillaire qui les entoure, et le sujet se réchauffe d'autant plus que la vaso-dilatation est plus énergique. L'éclatement des bulles et leur réapparition presque immédiate donnent lieu ainsi à une série de sensations successives de chaleur et de froid, agissant comme des douches alternées, microscopiques et de haute fréquence. Il en résulte une excitation intense des extrémités nerveuses.

L'augmentation très nette de la sensibilité tactile qui en est une première conséquence probante, a été démontrée au moyen du compas de Weber. Il n'est pas jusqu'au sentiment de vigueur accrue, éprouvé après le bain, qui n'ait eu sa confirmation scientifique. On a, en effet, constaté, à l'aide de l'ergographe de Mono, une augmentation de la résistance du muscle à la fatigue.

De la succession des autres phénomènes circulatoires et de leur enchaînement, voici d'abord une explication un peu schématique, mais d'une claire simplicité :

Quand la peau pâlit, au moment de l'immersion, et que les capillaires se vident, le cœur se remplit et se contracte plus énergiquement pendant une ou deux minutes. Pendant ce léger effort du cœur, la tension artérielle s'élève un peu. Puis la peau rougit et dès que les capillaires sont gorgés de sang à la périphérie, la tension artérielle s'abaisse. Le tout se passe en 4 ou 5 minutes.

Que s'est-il produit physiologiquement? L'acide carbonique qui recouvre tout le tégument a excité les terminaisons nerveuses de la surface cutanée et cette excitation s'est transmise par voie réflexe aux centres nerveux qui réagissent plus ou moins vite.

Nous pouvons déjà fixer cette notion primordiale : *Toute l'action du bain carbo-gazeux a pour point de départ l'excitation de la surface cutanée.* Par cette excitation, nous voyons se produire d'abord une légère action vaso-constrictive qui, presque simultanément, retentit sur le cœur, l'excite en augmentant un peu son travail. Ensuite une action vaso-dilatatrice plus forte, plus prolongée, qui, elle aussi, retentit sur le cœur, mais le soulage et le repose en diminuant son travail.

Nous verrons tout à l'heure que ces deux actions opposées sur le muscle cardiaque sont bien les deux principaux effets des bains de Royat.

Mais l'excitation du cœur et l'élévation de la pression au début du bain, ainsi que la vaso-constriction qui les provoque ne sont guère que les effets de la température fraîche de l'eau et n'ont pas de durée ; ils sont même presque purement théoriques dans certains bains de Royat. Ils n'expliquent aucun des phénomènes consécutifs. Le soulagement du cœur et l'abaissement de pression qui suivent durent bien davantage ; ils dépendent de la vaso-dilatation périphérique, c'est hors de doute. Mais cette dilatation périphérique n'explique encore ni la *réduction de la matité cardiaque*, ni le *ralentissement du pouls*, ni le *relèvement secondaire de la pression artérielle*. — Il faut donc admettre une action directe sur le cœur, action tonique durable, indépendante de l'action primitive signalée plus haut, et aussi une action sur les vaisseaux profonds. Et de cette double action on trouvera la preuve démonstrative dans le rapprochement suivant :

Lorsque pendant 2 à 5 minutes, on pratique sur la région précordiale un léger tapotage avec le bord cubital de la main, ou par tout autre procédé, on détermine d'abord de la pâleur, puis de la rubéfaction cutanée et bientôt une réduction de la matité cardiaque, plus prononcée dans le sens transversal et portant à la fois sur la matité relative et sur la matité absolue. Abrams, qui a décrit cette rétraction du cœur, l'a reconnue non seulement à la percussion, mais aussi à l'écran fluorescent ; il a constaté qu'elle se faisait surtout aux dépens du ventricule droit et qu'elle s'accompagnait d'ampliation pulmonaire.

Ce phénomène, étudié sous le nom de réflexe

d'Abrams, se voit sur le cœur normal ; mais il est beaucoup plus important et persiste beaucoup plus longtemps (quelques heures à une demi-journée) chez les sujets à cœur dilaté (fonctionnels ou organiques).

L'excitation de la région précordiale produit non seulement cette diminution du cœur, mais aussi le plus souvent du ralentissement du pouls et une augmentation de la pression qui peut passer de 13 à 16. Chez les hypertendus, on a constaté, au contraire, dans certains cas, une diminution de la pression. Si le pouls est arythmique, les pulsations avortées qui correspondent aux extrasystoles deviennent plus rares et plus fortes. Ces faits physiologiques sont une conséquence des excitations des nerfs sensitifs des régions les plus diverses. Mais ils paraissent plus constants et plus durables par l'excitation de la région précordiale. Il s'agit vraisemblablement d'un réflexe qui se transmet au cœur par l'intermédiaire des centres des pneumogastriques, comme semble l'indiquer le ralentissement du pouls. C'est une réaction tonique du muscle cardiaque, car elle manque dans les dégénérescences graves de ce muscle.

Or, que font les bains carbo-gazeux de Royat? Ils ralentissent le pouls, ils diminuent la matité cardiaque ; nous verrons plus loin qu'ils déterminent l'ampliation pulmonaire. Enfin ils relèvent, chez les sujets à tension faible ou normale, la pression artérielle et l'abaissent chez certains hypertendus.

L'identité des effets est frappante. Et le contraire étonnerait. Il va de soi que la réaction tonique du myocarde doit se produire avec une énergie encore plus forte et plus durable dans le bain carbo-gazeux puisque l'excitation ne porte pas seulement sur la région précordiale ou sur telle ou telle région particulière, mais sur toute la superficie de la peau.

Les diverses modifications de la pression s'expliquent maintenant. Nous avons vu que le chiffre de la pression artérielle ne donne qu'un rapport entre l'énergie cardiaque et la résistance vasculaire périphérique. On ne saurait donc apprécier par un chiffre brut ni la force du cœur, ni celle de la résistance périphérique puisque, si la pression s'élève avec l'augmentation de chacune d'elles et diminue dans les conditions inverses, elle peut rester stationnaire quand l'augmentation de l'une est balancée par la diminution de l'autre.

Or, par leur action tonique sur le cœur, les bains élèvent la pression artérielle. Par leur action vaso-dilatatrice puissante (laquelle manque dans la manœuvre d'Abrams), ils l'abaissent. Au seul examen de la pression, cette seconde action peut masquer la première. C'est ainsi que dans des bains à la fois très cardio-toniques et très vaso-dilatateurs (comme les bains frais et fortement gazeux de Saint-Mart et de César), la pression s'abaisse malgré l'action sur le cœur, mais ne s'abaisse pas en proportion de la vaso-dilatation intense provoquée. Et le relèvement secondaire de la pression y sera plus ou moins tardif selon que l'action cardio-tonique s'exercera plus ou moins vite avec une énergie suffisante, ou que l'action vaso-dilatatrice et hypotensive restera plus ou moins longtemps, sans faiblir, dans toute sa force.

Il arrive, en certains cas, et dans certains bains carbo-gazeux, que ce relèvement secondaire de la tension se produit dans le bain, malgré la persistance d'une vaso-dilatation très prononcée. L'action cardio-tonique ne suffit pas seule à expliquer ce phénomène. La preuve en est que la vitesse des contractions cardiaques, diminuée depuis le début du bain, demeure à ce moment sans modification nouvelle. C'est alors qu'il faut faire intervenir une autre action : une action réflexe, vaso-constrictive, sur les vaisseaux profonds intraabdominaux, dans le domaine des splanchniques. On sait, en effet, par les expériences de F. Franck, que l'excitation des splanchniques détermine une forte élévation de la pression artérielle. Cette action hypertensive s'ajoute à l'action cardio-tonique.

En résumé, les bains carbo-gazeux de Royat ont sur la circulation deux grandes actions essentielles :

1° Une action toni-cardiaque *hypertensive*.

2° Une action vaso-dilatatrice périphérique *hypotensive*.

La première peut se montrer dès le début du bain, sous l'influence de la température fraîche de l'eau ; mais cette action primitive est inconstante et cède vite. La vraie action toni-cardiaque, plus lente, vient de l'excitation générale de la peau par le gaz carbonique et elle dure, soit que, inapparente, elle modère simplement l'effet hypotenseur de la vaso-dilatation plus énergique, soit qu'elle se manifeste, vers la fin du bain, par le relèvement secondaire de la pression artérielle.

Tous nos bains ont ces deux actions opposées, mais à des degrés divers et dans des proportions diverses. La prépondérance de l'une ou de l'autre dépend de leur température propre, de leur richesse particulière en gaz et aussi peut-être de l'état du gaz. De là viennent les différences d'action des bains des différentes sources.

Ainsi les *Bains d'Eugénie A* n'ont qu'à peine d'action cardio-tonique ; celle du début, en raison de leur température indifférente de 34°, est à peu près nulle ; l'autre est négligeable en regard de l'action vaso-dilatatrice. Ces bains sont donc éminemment hypotenseurs.

Dans les *Bains d'Eugénie B*, l'action cardio-tonique, nulle aussi au début, apparaît au cours du bain, peut compenser et même dépasser l'effet hypotenseur de la vaso-dilatation périphérique.

Ceci s'accentue encore dans les *Bains de Saint-Mart* et de *César A* et *B*. Et ces bains très gazeux et frais, en raison de leur température, ont, en outre, une action cardio-tonique au début du bain très marquée et très nettement hypertensive. Il y a donc, en réalité, dans ces derniers bains (Saint-Mart B, César A et B), trois périodes :

1° *Hypertension immédiate* par l'action cardio-tonique du début, laquelle peut l'emporter quelque temps sur la vaso-dilatation périphérique commençante, puis,

2° Au bout de quelques minutes, chute de la pression au chiffre initial et peu à peu *hypotension* lorsque l'action vaso-dilatatrice équilibre et surpasse à la fois l'action toni-cardiaque primitive décrue et l'action toni-cardiaque seconde croissante ;

Enfin, 3° *hypertension secondaire* par l'action toni-cardiaque, à son maximum, de la vaso-constriction profonde d'origine splanchnique.

Au point de vue thérapeutique, on sera frappé des ressources puissantes et diverses qu'offre la variété des bains naturels de Royat ; on verra aussi de quelle importance sont le choix des bains, leur combinaison entre eux dans la suite d'un traitement, leur nombre, leur durée et au besoin la modification de leur température ; et l'on comprendra sans peine quelle prudence expérimentée et attentive exige leur complexe et délicat maniement.

De l'action définitive des bains pris en série — d'une cure de bains — il n'y a pas, à proprement parler, de mécanisme spécial. Nous avons vu que cette action plus ou moins durable est le résultat totalisé des actions particulières de chaque bain qui s'ajoutent l'une à l'autre. Il va de soi que le muscle cardiaque, soulagé, mieux irrigué et tonifié, à intervalles réguliers d'abord, puis bientôt d'une façon continue (le bénéfice acquis se conservant d'un bain à l'autre), retrouve avec une nutrition meilleure une vigueur nouvelle, à peu près normale, et que le bon fonctionnement s'établisse et dure. Le reste du système vasculaire se vivifie de même. Les vaisseaux contractés des hypertendus se relâchent à chaque bain, et peu à peu le spasme doit céder d'une façon définitive sous l'influence de cette gymnastique active et douce, judicieusement répétée. Et nous verrons encore de quel secours sont à ce point de vue les autres effets des bains et de toute la cure, sur les éliminations et la nutrition générale.

En somme, au seul point de vue cardio-vasculaire, l'effet définitif de la cure des bains de Royat, c'est-à-dire la régularisation de la circulation sanguine, s'explique par cette double action :

Chez les hypotendus, elle diminue les résistances périphériques et tonifie le myocarde ;

Chez les hypertendus, elle relâche le spasme périphérique.

Action sur la respiration

Pendant le bain, les mouvements respiratoires deviennent visiblement plus amples, les inspirations plus profondes. Il en résulte que la ventilation pulmonaire devient plus active. A défaut de mensurations spéciales faites à Royat, d'autres pratiquées pendant des bains artificiellement chargés d'acide carbonique ont établi que la capacité pulmonaire s'accroît, que la ventilation pulmonaire, c'est-à-dire le volume d'air respiré par unité de temps, augmente de 15 à 30 %. Ces résultats sont constants, même si l'on fait respirer au sujet un air pur et non l'air plus ou moins chargé de Co^2 en excès avoisinant la baignoire.

Donc, il s'agit bien de l'excitation du centre respiratoire du bulbe par un excès de Co^2 contenu dans le sang et résorbé par la peau. Celle-ci, qui ne se laisse traverser par les sels minéraux que sous l'influence d'un courant électrique, est normalement perméable aux gaz.

D'autre part, et dans les mêmes conditions, les recherches sur le *chimisme respiratoire* (qui nécessitent des installations de laboratoire et d'appareils inexistantes dans les stations thermales) ont démontré que, pendant le bain, non seulement le volume d'air respiré croît de 20 $\%$ en moyenne, mais la quantité d'oxygène fixé par les tissus croît de 15 à 20 cmc. par minute, soit de 7,5 à 10 $\%$, et le volume d'acide carbonique exhalé croît de 56 cmc. par minute, soit de plus de 30 $\%$. Ainsi le quotient respiratoire $\frac{O}{CO^2}$ augmente dans de larges proportions. Si l'augmentation de l'élimination de CO^2 tient en partie (chez le sujet respirant une atmosphère normale et non celle de la salle de bain) à la présence dans le sang d'un excès de CO^2 absorbé par la peau, il suffit de l'accroissement de l'oxygène consommé pour démontrer irréfutablement que le bain active les combustions intra-organiques. Nous en trouverons une nouvelle preuve dans l'étude du *Chimisme urinaire*. Notons ici que la température fraîche des bains carbo-gazeux (Saint-Mart et César) accentue tous ces effets.

Action sur la Nutrition

En réalité, tout dans une cure thermale, traitements internes et traitement externe, effet général
et effets particuliers, tout n'est qu'une action sur la
nutrition. Les études précédentes, notamment le
chimisme respiratoire, auraient leur place ici. La
vérité vraie est dans la complexité même, dans
l'enchevêtrement des phénomènes. Mais il faut bien
séparer et désenchevêtrer pour comprendre un peu.

Nous rangerons donc sous ce titre les recherches
diverses sur le sang et surtout sur la sécrétion
urinaire qui rend compte des éliminations et des
oxydations intra-cellulaires.

Le Sang

Après une série de 20 à 25 bains carbo-gazeux
progressivement frais, de 33 à 30 et 27 degrés, on
a fait des examens du sang répétés à heure fixe, 5 à
6 heures après le bain. Ces recherches, effectuées sur
des sujets normaux et sur des anémiques, ont porté
d'une part : sur le *taux de l'hémoglobine*, le *chiffre
des globules rouges*, la *valeur globulaire* ; d'autre
part, sur le *chiffre total des globules blancs* ; sur les
chiffres respectifs des différentes sortes de globules,
c'est-à-dire sur *l'équilibre leucocytaire*. — Voici les
résultats :

1° Chez les sujets normaux :

L'hémoglobine augmente, dans la totalité des cas, d'une quantité de 5 à 10 %.

Le nombre des hématies (globules rouges) reste sans variation. Effet nul.

La valeur globulaire augmente légèrement en proportion de l'augmentation de l'hémoglobine.

2° Chez les anémiques :

L'hémoglobine augmente dans 88 % des cas et d'une quantité moyenne de 17 %. Elle reste stationnaire dans 6 % des cas et diminue dans la même proportion (6 %) d'une quantité moyenne de 9 %.

Le nombre des hématies augmente dans 72 % des cas et d'une quantité moyenne de 800.000. Il reste stationnaire dans 5 % des cas et diminue dans 23 % des cas, d'une quantité moyenne de 400.000.

La valeur globulaire, déduite des données précédentes, augmente dans 70 % des cas d'une quantité moyenne de 14 %. Elle reste stationnaire dans 12 % des cas, et diminue dans 18 % des cas, d'une quantité moyenne de 12 %. — Au résumé, l'oxygénation du sang est considérablement accrue.

Pour les leucocytes, on a constaté, tant chez les sujets normaux que chez les anémiques, les effets suivants :

Le chiffre total des leucocytes augmente, dans 82 % des cas, d'une quantité double, reste stationnaire dans 4 % des cas et diminue dans 12 %.

Équilibre leucocytaire. — Il se produit, dans 71 °/₀ des cas, une augmentation des mononucléaires et des lymphocytes au détriment des polynucléaires. — Pas de changement dans 20 °/₀ des cas; et, dans 10 °/₀ des cas, il y a une augmentation inverse en faveur des polynucléaires. — En ce qui concerne les éosinophiles, on constate une augmentation dans 62 °/₀ des cas, d'une quantité légère, 1,50 °/₀ environ, un effet nul dans 10 °/₀ des cas et une diminution dans 27 °/₀ des cas.

En résumé, on peut dire qu'il se produit généralement une *leucocytose* qui double le chiffre total des globules blancs.

Une augmentation des éléments mononucléés rompant l'équilibre leucocytaire.

Une augmentation légère des éosinophiles.

Il faut ajouter que des examens faits sur quelques-uns des mêmes sujets, plusieurs semaines à deux mois après les bains cessés, ont donné ces résultats :

L'hémoglobine avait augmenté encore en quantité, 26 °/₀ au lieu de 17 °/₀.

Le chiffre des globules rouges était resté le même qu'à la fin de la série des bains.

Les modifications des globules blancs avaient à peu près disparu.

Ces résultats ont été obtenus par les bains seuls ; on verra, plus loin, de quel puissant secours est, dans le traitement des anémiques, la cure interne, notamment l'eau de Saint-Victor en boisson.

Les Urines

a) *Diurèse et action éliminatrice*. — L'effet diurétique et éliminateur des eaux et des bains de Royat, depuis longtemps aperçu par l'empirisme et la clinique, a été rigoureusement démontré. Des recherches faites sur l'homme sain soumis au bain de Royat ordinaire (Eugénie A) dans des conditions de régime constant, d'exercice régulier et d'acclimatation suffisante au pays, ont fixé les points suivants :

1. — La diurèse des 24 heures est augmentée de 150 à 250 cm.

2. — Cette augmentation de la diurèe est surtout marquée dans les 2 ou 3 heures qui suivent le bain et, pendant ce temps, l'élimination urinaire représente 150 et 180 $^{0}/_{0}$ de ce qu'elle est aux mêmes heures, dans les mêmes conditions, sans bain.

3. — La densité des urines des 24 heures est notablement diminuée et plus encore la densité des urines des premières heures qui suivent le bain.

4. — *La tension superficielle* varie dans le même et, si grâce à la mesure de cette T. S., on mesure la *toxicité urinaire* d'après la récente méthode de Billard et Perrin, on constate que :

5. — *L'élimination des toxines* de l'organisme par le filtre rénal est considérablement facilitée et

augmentée par les bains carbo-gazeux de Royat.
Sous leur influence, toutes choses égales par ailleurs
(régime alimentaire, exercice physique, etc.), on voit
s'élever le nombre des urotoxies éliminées dans les
24 heures et plus encore, proportionnellement, dans
les premières heures qui suivent le bain ; l'élimination, en résumé, se fait plus complètement plus tô‘
et plus vite.

6. — Les recherches cryoscopiques, selon la
méthode de Claude et Balthazard, ont démontré que
la cure de Royat en général, interne et externe, et le
bain en particulier, augmente la diurèse moléculaire
totale $\dfrac{A \times P}{P}$ et la diurèse moléculaire élaborée $\dfrac{S \times V}{P}$
ce qui prouve que la perméabilité rénale est accrue.

7. — Ceci se vérifie encore par l'épreuve du bleu
de méthylène suivant la méthode d'Achard et Cas-
taigne. L'élimination par les urines en est notablement plus courte chez le même individu, pendant
une période de bains carbo-gazeux de Royat, que
pendant une période sans bain, ou que sous l'influence de bains simples.

b) *Echanges et oxydations intra-cellulaires.* — Là
encore l'observation clinique seule avait bien su
voir de tout temps se réveiller, sous l'influence des
eaux de Royat, chez les arthritiques, les anémiques et
les anémiés, et en général chez les affaiblis, une nutri-

tion meilleure et plus active. On avait remarqué, du 4ᵉ au 6ᵉ jour de la cure, la décharge de sable urique des uricémiques et des goutteux.

L'activité plus vive des échanges nutritifs et de l'assimilation peut déjà se déduire scientifiquement des divers faits exposés ci-dessus. Voici des recherches précises.

On a vu plus haut l'effet de l'eau en boisson (Saint-Mart) provoquant une augmentation de l'urée de 4 grammes à 4 gra. 50 par 24 heures chez l'homme normal, et il est juste de noter que les conditions de l'expérience réduisaient à peu près à rien l'influence des adjuvants : air, nourriture plus riche, exercice, altitude, qu'on est toujours tenté d'exagérer ; l'augmentation de l'urée était bien l'effet de la cure d'eau seule.

Ces expériences ont été reproduites pour le *bain d'Eugénie A* dans les mêmes conditions strictes. Elles ont donné les résultats suivants, très sensiblement les mêmes :

Les bains élèvent rapidement l'excrétion de l'urée de 4 grammes à 4 gr. 50 par 24 heures.

Le rapport $\dfrac{\text{acide urique}}{\text{azote total}}$ baisse de 2. 7 $_o/^o$ à 2 $_o/^o$.

Le rapport azoturique $\dfrac{\text{azote de l'urée}}{\text{azote total}}$ primitivement normal, ne baisse pas. Au contraire, ce même rapport azoturique primitivement abaissé, remonte de 83 à 86 $_o/^o$ environ.

Cela indique, entre autres choses, une absorption instestinale des albuminoïdes et une assimilation augmentée et plus complète. On en trouve une autre preuve dans ce fait que le coefficient d'oxydation du soufre augmente chez la plupart des malades en traitement. Il faut bien remarquer que les bains et les eaux en boisson agissent dans le même sens et avec une puissance presque égale pour activer les échanges cellulaires. Loin de se contrarier, leurs actions s'ajoutent l'une à l'autre, se soutiennent et s'accroissent. Et cette harmonie dans ses moyens est, pour la cure thermale de Royat, une vertu qui assure la constance et la puissance de ses effets.

Pour finir, tâchons d'embrasser d'un coup d'œil et de saisir, dans leur unité vivante, ces phénomènes que nous avons étudiés l'un après l'autre et détachés, mais qui, en réalité, sont simultanés et inséparables. Nous voyons le système cardio-vasculaire tonifié et assoupli, la circulation qui se régularise et s'active. Et, d'un même élan, tout se ranime. La respiration amplifiée absorbe une quantité d'oxygène plus grande ; le sang se vivifie en fixant ce surcroît d'oxygène qu'il charrie à travers les tissus. Dans la profondeur de ces tissus où court une onde sanguine plus égale, plus pleine et plus riche, la nutrition s'accélère et se parfait. L'organisme entier absorbe, assimile, brûle et élimine avec une activité nouvelle et toutes ces opérations ensemble sont plus rapides, plus concordantes et plus achevées.

De cette action totale ainsi comprise, on peut déduire les deux grandes indications fondamentales de la cure actuelle de Royat :

1° L'ARTHRITISME, qui relève de l'effet tonique général et de l'action éliminatrice et désintoxicante ;

2° LES TROUBLES DE LA CIRCULATION ET LES ANÉMIES, à quoi s'applique la puissante action sur le système cardio-vasculaire, sur la circulation, sur le sang et sur la nutrition générale.

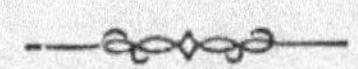

DEUXIÈME PARTIE

INDICATIONS ET CONTRE-INDICATIONS

INDICATIONS DE ROYAT

Les *deux grandes indications* de Royat sont :

1° L'ARTHRITISME ;

2° LES TROUBLES DE LA CIRCULATION (TROUBLES CARDIO-VASCULAIRES), ET LES ANÉMIES. — A quoi, il faut ajouter, hors cadre, certaines formes du **Tabes**.

TABLEAU DES INDICATIONS

I. — L'ARTHRITISME

(*a*) **Les Arthritiques à manifestations respiratoires.**

Susceptibilité bronchique. — Pharyngo-laryngites. — Bronchites.
Catharres chroniques. — Asthme.

(b) **Arthritiques à manifestations diabétiques.**

> Glycosurie. — Diabète sucré chronique.

(c) **Arthritiques à manifestations cutanées.**

> Eczémas. — Acnés.

(d) **Arthritiques à manifestations goutteuses (uricémiques).**

> Décharges uriques. — Accès de goutte traînants. — Douleurs névralgiques et musculaires. — Migraines. — Digestions lentes avec fermentations.

II. — TROUBLES DE LA CIRCULATION. — ANÉMIES

(a) **Hypertension artérielle.**

> Uricémie. — Artério-sclérose au début. — Accidents de la ménopause.

(b) **Fléchissement du muscle cardiaque.**

> Cœur gras. — Myocarde scléreux au début. — Faiblesse du cœur chez les emphysémateux. — Lésions valvulaires au début de la période de décompensation.

(c) Intégrité du muscle cardiaque.

Palpitations. — Intermittences et irrégularités du pouls. — Oppression. — Douleur précordiale. — Fausse angine de poitrine.

Troubles fonctionnels chez les Anémiques, les Adolescents à la puberté, les Convalescents de maladies infectieuses, les Neurasthéniques, les Fumeurs.

———

Varices. — Suites de phlébites.

———

TABÉTIQUES

DEUXIÈME PARTIE

CHAPITRE PREMIER

ARTHRITISME

§ Arthritiques à manifestations respiratoires

Les manifestations de l'arthritisme sur les voies respiratoires sont des plus fréquentes. Elles peuvent au début être très légères, superficielles, fugitives et guérir spontanément, mais, par contre, elles récidivent facilement.

On les voit alors, par leurs répétitions, prendre un caractère plus sérieux, plus profond. Il peut même survenir des complications graves mettant la vie en danger. Il y a donc grand intérêt à prévenir ces récidives et par suite les complications. C'est surtout pendant les accalmies de leur affection que les malades doivent venir se soigner aux eaux. Les excellents résultats obtenus dans ces cas ont, pour ainsi dire, commencé la réputation de Royat.

Les manifestations arthritiques sur les premières voies respiratoires (fosses nasales, pharynx, larynx), bénignes et fugaces au début, en se répétant et en devenant chroniques, sans mettre la vie en danger, peuvent entraver l'exercice de certaines professions (avocats, orateurs, acteurs, chanteurs).

Le *coryza*, les *pharyngites*, les *laryngites* sont caractérisés par une congestion plus ou moins vive, facile à constater. Si dans les premières atteintes cette congestion disparaît rapidement, à la longue, le retour ad integrum se fait plus lentement, elle peut passer à l'état chronique (épaississement de la muqueuse, etc.), de là la *rhinopharyngite chronique*, *l'angine granuleuse*, la *laryngite chronique*. Par le traitement de Royat, local et général, cette tendance aux congestions diminue et la muqueuse peut recouvrer son intégrité.

Manifestations sur la muqueuse bronchique. — La première et la plus fréquente est :

La **susceptibilité bronchique.** — Les arthritiques ont une très grande tendance à prendre des rhumes, des bronchites légères. Ces bronchites ne présentent rien de particulier au point de vue symptomatologique ; le malade fait lui-même son diagnostic, institue son traitement. Le pronostic des premières atteintes est en général bénin, le rhume guérira assez rapidement. Pendant les chaleurs, le malade se trouvera en parfaite santé. Les hivers suivants, au lieu d'un rhume vite guéri, il y aura deux ou trois bronchites plus tenaces, des queues de rhumes interminables. Le malade sera obligé de garder la chambre des semaines et même des mois. Quelquefois, cette susceptibilité bronchique se manifeste ou s'aggrave occasionnellement, par exemple à la suite de la grippe. La toux quinteuse et l'angine, consécutives si fréquemment à l'influenza, sont des indications un peu spéciales, mais très nettes, de Royat. Nous parlerons plus loin des complications qui peuvent survenir chez les malades atteints de susceptibilité bronchique.

Le traitement efficace de cette affection est difficile. Les prescriptions hygiéniques et médicamenteuses donnent peu de résultats. Il faut avoir recours au traitement hydro-minéral. *Royat est la station de choix*. L'eau en boissons, inhalations, humage, en bains ou douches produit des résultats *certains, constants*.

Tous les malades constatent pendant l'hiver qui suit la cure une disparition ou tout au moins une diminution considérable de cette susceptibilité. Ils peuvent sortir, mener une vie active sans interrup-

tion. Les résultats sont si frappants que d'eux-
mêmes ils reviennent faire une ou deux saisons et
se souviennent, en cas de rechute, du soulagement
obtenu. L'importance du résultat est naturellement
en raison inverse de l'ancienneté de l'affection et de
l'âge du malade. En général, après deux ou trois
saisons cette susceptibilité a disparu.

Congestion pulmonaire. — La congestion pulmonaire est souvent une manifestation de l'arthritisme. Dans la forme la plus bénigne il ne s'agit
que d'une exagération de la congestion de la muqueuse bronchique que l'on observe au début de
toute bronchite. Elle se traduit par des crachats peu
abondants présentant soit une teinte rosée ou
rouillée, soit des stries sanguinolentes. Quelquefois le crachat est franchement sanglant. Cette
expectoration effraie le malade, mais cette congestion
cède facilement aux révulsifs et la bronchite évolue
sans retour de ces crachats. Dans d'autres cas, la
congestion prend une forme dyspnéique, le malade
se couche en bonne santé, puis il est réveillé par
une sensation de chatouillement à la gorge, il est
pris d'une toux sèche et fatigante et présente une
dyspnée très pénible. La crise se termine par une
expectoration de crachats filants et spumeux. Pendant la crise, la poitrine est remplie de râles de
toute espèce. Ces accès cessent le matin et peuvent

se répéter chaque nuit pendant quelques jours (Marfan) *(forme rémittente dyspnéique)*.

Dans une troisième forme, qu'on a appelée la *forme hémoptoïque*, la congestion se traduit par une véritable hémoptysie plus ou moins abondante. A l'auscultation on entend sur un point généralement limité, un foyer de râles crépitants. Le malade et son entourage sont très alarmés, pensant tout de suite à la tuberculose.

Le plus souvent, la cause est une impression plus ou moins intense ou prolongée de froid. Ces accidents s'observent surtout à l'âge adulte et chez des sujets nerveux. Le pronostic n'est pas grave.

Le diagnostic de la congestion arthritique et de l'hémoptysie du début de la tuberculose, est souvent difficile à première vue. Les antécédents directs ou héréditaires du sujet, sa bonne santé dans l'intervalle des congestions, l'absence de stigmate de la tuberculose, mettent facilement sur la voie. Les investigations modernes de la clinique, examen des crachats, séro-réactions, etc., permettent un diagnostic ferme.

Certaines congestions arthritiques du sommet simulent spécialement la tuberculose au début.

« Chez certains héréditaires goutteux, dit M. Potain (Semaine Médicale, 1890, p. 41), on voit se produire de très bonne heure, dans la partie supérieure du poumon, un état congestif accompagné de toux fréquente, d'expectoration sanguinolente et d'un peu de fièvre, sans altération notable de la santé. A l'examen de la poitrine on trouve une diminution notable de la sonorité, avec affaiblissement du murmure vésiculaire et une expiration prolongée sans aucun râle. Après quelques semaines, les symptômes s'atténuent, puis disparaissent complètement... Puis, l'année suivante, les mêmes accidents se reproduisent, cette fois ils durent un peu plus longtemps, etc. » Pour M. Potain, ces poussées successives aboutissent, en 5 ou 6 ans, à la tuberculose.

Ce pronostic est peut-être bien absolu.

Comme les autres manifestations broncho-pulmonaires de l'arthritisme, énumérées ici, ces congestions des sommets, quand elles sont encore purement de nature arthritique, sont très heureusement modifiées par une ou plusieurs saisons à Royat. Nombre des malades suivis plusieurs années n'ont plus présenté trace de ces congestions. Il faut simplement, dans tous les cas difficiles, redoubler d'attention pour le diagnostic et dans la surveillance de la cure.

On peut se demander si le traitement hydrominéral de Royat ne pourrait pas, pendant la saison même, ramener un peu de congestion, comme cela s'observe aux stations sulfureuses. La réponse est catégorique. On ne voit jamais ces accidents si le malade suit rigoureusement des prescriptions autorisées. Nous parlerons plus loin des congestions pulmonaires qui surviennent chez les malades atteints d'affection cardiaque au début de la période de décompensation.

La **bronchite chronique** s'observe surtout chez les neuro-arthritiques. — C'est un aboutissant de la susceptibilité bronchique restée sans traitement. Ces bronchites, ces poussées bronchitiques peuvent alterner avec des attaques aiguës ou atténuées de goutte franche, des poussées eczémateuses, avec la dyspepsie, la diarrhée, etc. *(bronchites alternantes)*. On peut observer soit la forme catarrhale chronique avec expectoration plus ou moins abondante muco-purulente, soit la forme sèche avec toux pénible et expulsion rare, difficile, d'une matière visqueuse, crachats perlés de Laënnec *(catarrhe sec)*, du même auteur. Dans ces cas, il y a turgescence de la muqueuse, une dyspnée à paroxysme soit diurne, soit nocturne se rapprochant de l'asthme. Quelques auteurs l'ont décrit sous le nom de *bronchite spasmodique*.

Quelle que soit la forme, les résultats de la cure de Royat sont des plus satisfaisants. Le malade éprouve un soulagement pendant son séjour dans les salles d'inhalation, où l'expectoration est plus facile. Cette amélioration se continue pendant l'hiver suivant; le catarrhe n'est pas guéri, mais diminué, le malade tousse et expectore moins ; il n'est plus sujet à des poussées de bronchite. L'emphysème qui accompagne les bronchites chroniques est peu modifié par le traitement, mais en diminuant la toux, en supprimant les poussées aiguës on en empêche les progrès, résultat qui n'est pas à dédaigner.

Les *Complications cardiaques de la Bronchite* ne sont pas rares. Souvent, en effet, la bronchite chronique avec emphysème retentit sur le cœur. On peut observer de la défaillance cardiaque, de la dilatation du cœur droit. Cette complication *n'est pas une contre-indication de Royat* tant qu'il n'y a pas asystolie ou menace d'asystolie prochaine. On verra plus loin les bons effets de ses bains sur la tonicité musculaire du cœur. Les deux traitements s'ajoutent, se combinent. La muqueuse bronchique est heureusement modifiée d'un côté, de l'autre le cœur reprenant ses fonctions, la stase veineuse diminue dans les poumons. Le malade est très soulagé, le résultat est durable.

Bronchites cardiaques et des artério-scléreux. — Chez les cardiaques, les artério-scléreux où la petite circulation est plus ou moins entravée, on voit souvent survenir des complications pulmonaires. La bronchite est presque la règle dans toutes les affections du cœur. Elle est souvent le premier signe de la défaillance cardiaque. Dans la myocardite scléreuse, on observe, suivant Huchard, une série de poussées bronchitiques. La bronchite n'est pas tout, il s'y ajoute de l'œdème, de la congestion pulmonaire. Ces bronchites sont caractérisées par des râles humides, sous-crépitants, au début limités à la base, pouvant s'étendre plus ou moins haut. L'expectoration est muco-purulente, plus ou moins abondante, avec quelquefois un aspect rouillé, sans arriver à l'hémoptysie. Ces bronchites cardiaques ont une marche lente, progressive, que modifie très heureusement le traitement de Royat. Comme dans les complications cardiaques des bronchites, le traitement est contre-indiqué dans les cas d'asystolie en imminence.

Qu'il y ait hypotension, hyposystolie (défaillance du cœur) ou hypertension (artério-sclérose), le traitement ramène la tension à la normale, la petite circulation n'est plus entravée, la bronchite disparaît. Plusieurs saisons consécutives permettent souvent d'obtenir un résultat définitif.

L'Asthme reconnaît principalement comme cause prédisposante le neuro-arthritisme. Il s'observe surtout chez les goutteux, les graveleux, les migraineux, les eczémateux, etc. Il peut être héréditaire.

Les résultats de la cure de Royat sont très

variables. Dans quelques cas on voit les accès disparaître complètement, le malade se trouver transformé. On voit par contre d'autres sujets n'en retirer aucun bénéfice, et cela sans que rien dans l'étiologie ou la symptomatologie permette de prévoir le résultat. Nous croyons être dans la stricte vérité, plutôt même au-dessous, en disant que les succès atteignent 5o °/₀. En tous cas, la situation de Royat (élévation moyenne), la composition des eaux (arsenicales bicarbonatées) sont à priori des éléments favorables au traitement de cette affection.

Arthritiques diabétiques

Peu d'indications sont aussi nettes. Il faut envoyer à Royat des malades atteints uniquement de diabètes constitutionnels (diabètes chroniques, gras, goutteux, etc.), et parmi ces malades, il faut choisir ceux qui présentent les caractères suivants :

1° **Diabétiques avec azoturie normale.** — L'excrétion de l'urée est normale ou voisine de la normale, 18 à 3o grammes dans les 24 heures.

2º **Diabétiques avec hyperazoturie de dénutrition.**
— L'excrétion de l'urée des 24 heures est très
supérieure à la normale, 40 grammes et au-dessus.
Mais, et *ceci est capital*, la quantité de l'*urée*
excrétée *la nuit*, dans le repos et le jeûne (urines
émises depuis 11 heures du soir exclusivement
jusqu'à 11 heures du matin inclusivement), est
égale ou supérieure à la quantité d'*urée* excrétée
le jour dans l'activité et la digestion (urines émises
de 11 heures du matin exclusivement à 11 heures
du soir inclusivement).

Peu importe la quantité de sucre éliminée. Pour
indiquer ou défendre la cure thermale, c'est l'azoturie qui compte. Cependant, il est évident que la
cure ne s'imposera que pour une glycosurie notable.
Certains glycosuriques émettent de quelques grammes à 20 grammes dans les 24 heures. Pour ceux-là,
Royat, sans doute, sera favorable, presque à titre pré-
ventif, mais la cure ne sera formellement indiquée
qu'à partir de 40 et 50 grammes dans les 24 heures,
et elle s'imposera au-dessus de 60.

Contre-indications

Ceci exclut de Royat les malades suivants :
1º *Diabétiques non constitutionnels* (diabète aigu,
nerveux, diabète maigre, pancréatique) ;
2º *Diabétiques avec hypoazoturie.* — Quand l'urée
est au-dessous de 12 à 15 grammes (12 gram. mini-

mum extrême) dans les 24 heures, selon la taille des malades, toute eau alcaline est nuisible ;

3° *Diabétiques avec hyperazoturie d'hypernutrition.* — L'urée, chez ces malades, est très élevée : 50 grammes et plus dans les 24 heures, mais l'*urée de la nuit* est toujours *très inférieure* à l'*urée du jour*. Ces diabétiques iront aux eaux alcalines fortes : Vals, Vichy, Carlsbad.

Nous insistons sur cette dernière catégorie de diabétiques et sur la nécessité de distinguer l'hyperazoturie d'hypernutrition : urée très abondante avec quantité plus grande le jour (indication *Vichy*) et l'hyperazoturie de dénutrition : urée abondante avec quantité égale nuit et jour ou plus grande la nuit (indication *Royat*).

Ceci explique des surprises éprouvées par maints malades et leurs médecins, après certaines cures thermales. Par exemple, voici deux diabétiques d'âge et de symptômes à peu près pareils, également florides d'apparence. Tous deux rendent environ 100 à 150 grammes de sucre dans les 24 heures, et autour de 40 grammes d'urée. Le médecin les envoie ensemble aux eaux alcalines fortes, à Vichy. L'un revient, enchanté, après une cure bien suivie : le sucre est tombé à 40, 20 ou 10 grammes, et peut-être à 0 ; l'urée est restée stationnaire ou augmentée encore. L'appétit est bon, les forces sont excellentes. L'autre, au contraire, revient désolé, après une cure incomplète ou suivie jusqu'au bout à grand'peine. Le sucre est pourtant très diminué ou même disparu ; mais les forces sont tombées, elles aussi, et l'état général, bon au départ, est, au retour, médiocre ou mauvais. Le diabète va bien ; le diabétique va mal. Pourquoi ce résultat si différent dans deux cas si semblables en apparence ?

Eh bien, si avant de prescrire la même cure à ces deux malades, il avait été fait pour chacun d'eux une double analyse d'urine, analyse des urines de la nuit, analyse des urines de jour, on aurait trouvé pour le premier, sur les 40 grammes d'urée éliminée, 25 à 30 le jour, 15 à 10 la nuit ; et pour le second, 20 à 15 le jour, 20 ou 25 la nuit. Le premier était un diabétique avec *hyperazoturie d'hypernutrition* et il fallait en effet l'envoyer à *Vichy*. Le second était un diabétique avec *hyperazoturie de dénutrition* et il fallait l'envoyer à *Royat*.

Arthritiques à manifestations cutanées

Les eczémateux. — La manifestation la plus fréquente de l'arthritisme sur la peau est, sans contredit, l'*eczéma*. Pour certains malades, c'est la seule ou la principale manifestation de cet état général ;

7

pour un grand nombre, c'est un petit accident surajouté pour lequel ils ne feraient pas de traitement
hydro-minéral, mais qu'il sont heureux de voir s'améliorer ou disparaître avec leurs autres misères.

Ce sont donc les eczémateux arthritiques, goutteux, graveleux, uricémiques qu'il faut envoyer à
Royat. Ces indications sont bien anciennes et se recommandent du nom, honoré ici, de Bazin.

« S'il s'agit d'arthritiques, dit M. Brocq (Traitement des maladies de la peau, 1890), on recommandera surtout les eaux bicarbonatées.... avant tout les
*eaux bicarbonatées chlorurées, dont le type en France
est Royat.* »

Ces malades que nous réclamons présentent soit
de l'*eczéma sec ou humide* localisé ou généralisé, soit
de l'*eczéma lichnéoïde* sec, des on nom plus moderne
lichen simplex chronique.

Ces eczémas peuvent alterner avec des bronchites,
des dyspepsies, des diarrhées. Dans ces cas, l'eczéma
est amélioré en même temps que les bronches ou le
tube digestif.

Le traitement peut se faire, quand l'affection est
chronique, même pendant les poussées subaiguës.

M. le docteur Brocq, après la phrase citée plus
haut, ajoute : « Elles (les Eaux de Royat) sont un
peu excitantes et elles donnent souvent des poussées. »

Ces poussées possibles sont-elles à redouter? Non, quand le traitement est bien surveillé, car si elles se produisent, on les modère, on les mesure à volonté et alors elles agissent à la façon des topiques médicamenteux excitants, dans un sens favorable, mais on peut voir des poussées violentes et malfaisantes quand Royat n'est pas indiqué, que le traitement est mal conduit, sans direction compétente.

Il faut ajouter aux eczémateux :

Les acnéiques. — Ce sont surtout de jeunes sujets de souche arthritique et arthritiques eux-mêmes; atteints de *l'acné vulgaire des jeunes sujets, acné rosacée.* Les résultats du traitement sont favorables, mais moins constants que dans l'eczéma.

Les *diabétides* sont bien des affections cutanées de nature arthritique, mais elles ont des caractères assez tranchés pour être réunies en une classe à part. Elles consistent généralement en prurit, érythème, eczéma, herpès génital.

On a vu précédemment l'heureuse influence de Royat sur l'état général des diabétiques, sur la production du sucre. On peut en déduire à priori les heureuses modifications des diabétides. C'est en effet ce que montre l'expérience.

Les arthritiques sont peut-être, plus que d'autres, sujets à des *accidents cutanés dans les cas de troubles gastro-intestinaux*. Dans ces cas-là, encore, l'Eau de Royat *intus* et *extra* donne d'excellents résultats.

Pour terminer le chapitre des manifestations cutanées, nous attirerons l'attention sinon sur une forme particulière, du moins sur un aspect particulier des lésions eczémateuses qui contre-indiquent Royat. Cette forme présente des plaques à lésions très superficielles, d'un rouge vif, légèrement suintantes, où l'épiderme semble comme décapé à peine; ces eczémas s'irritent et suintent au contact de l'eau minérale. Le traitement interne seul est applicable et la cure est, par suite, d'une efficacité diminuée. Il vaut mieux exclure ces malades.

3° Arthritiques goutteux

Les petits goutteux. — Ce sont des arthritiques qui n'ont jamais eu la « goutte » au sens restreint du mot, aucun accès articulaire aigu ou subaigu. Ils sont d'hérédité goutteuse, arthritique tout au moins. Ils descendent de goutteux francs ou de diabétiques, d'asthmatiques, de migraineux, de graveleux. Eux-mêmes présentent ou ont présenté certains accidents qui sont les indications particulières que voici :

1° *Douleurs : myalgies, névralgies.* — Ces douleurs, sans être absolument fixes, gardent une prédilection pour tel ou tel groupe de nerfs ou de muscles. Ainsi, avec quelques douleurs errantes, les malades se plaignent de sciatique (goutte sciatique) ou de lumbago ; d'autres auront du torticolis ou une névralgie brachiale. La durée et l'intensité de ces douleurs sont très variables, mais peuvent être considérables. D'ordinaire les malades, qui, d'ailleurs, avec ces misères ont une bonne santé, se plaignent de « leurs rhumatismes ». Qu'on ajoute à ces accidents les plus communs d'autres également fréquents, certaines entéralgies.

2° *Décharges de sable urique.* — A peu près tous les petits goutteux rendent de l'acide urique en excès. Leurs urines laissent déposer du sable rouge ; quantité et fréquence varient. Ils rendent en général ce sable par crise, à la suite de fatigue ou d'un écart de régime. Cette émission de sable rouge est le symptôme le plus commun, presque caractéristique. Il se surajoute presque toujours aux diverses misères dont les uricémiques se plaignent. Il faut les envoyer à Royat, surtout s'ils sont fatigués, anémiés, nerveux, ou s'ils ont, ce qui n'est pas rare, quelque tendance à la bronchite, à la dyspepsie et à la neurasthénie.

Le plus souvent ce sable rouge ne détermine aucune douleur ; quelquefois il occasionne des douleurs sourdes dans la région des reins ; quelquefois, enfin, la gravelle se complique de lithiase rénale et la colique néphrétique éclate.

3° *Lithiase rénale, colique néphrétique*. — Ici encore Royat peut être indiqué, mais avec circonspection. C'est aux lithiasiques fatigués, à long intervalle des coliques, lorsque ces malades sont redevenus de simples graveleux, qu'il faut conseiller Royat. Un signe très net d'indication, c'est le taux de l'urée. Quand la quantité d'urée, émise dans les 24 heures, est faiblement normale, ou tend à descendre au-dessous de la moyenne, la cure de Royat est préférable à toute autre. On peut alors envoyer ces derniers malades, même à proximité d'une crise de coliques néphrétiques (2 ou 3 mois après). La conduite de la cure doit varier selon les cas, et ces malades sont d'une direction délicate et minutieuse. Quoique nous n'ayons pas à entrer ici dans ces détails de traitement thermal, nous devons dire pourtant qu'il faut *laver* les reins de ces lithiasiques à coliques relativement récentes, bien assurer leur perméabilité rénale avant de les soumettre aux pratiques thermales les plus actives.

Les goutteux articulaires. — La plupart des goutteux peuvent venir à Royat en principe. Mais pas au même titre, ni avec les mêmes chances. Il faut y envoyer les goutteux à attaques molles, prolongées, torpides ; goutteux anémiés, fatigués, à réaction lente. Exemples :

1° *Goutteux à accès modifiés.* — Un malade a eu plusieurs attaques de goutte classique, franchement aiguës, espacées d'une ou plusieurs années. Peu à peu il voit ses attaques reparaître plus fréquentes, il en a deux dans la même année et plus. Entre elles il y a des alertes, de petites attaques avortées. Les crises vraies duraient autrefois 10 à 15 jours. Celles-ci durent 15, 20 jours, un mois. Elles traînent. La douleur est moindre et les symptômes locaux aussi. Le siège en est plus étendu. Limitée jadis aux orteils, l'enflure douloureuse envahit les chevilles, les genoux. En même temps le malade éprouve une fatigue générale, après la période aiguë, de plus longue durée.

C'est au moment où le caractère franc de la goutte commence à se modifier que les malades doivent venir à Royat dès la première crise rapprochée et traînante. L'indication, très nette déjà, devient impérative lorsque le goutteux voit se produire quelque phénomène viscéral d'allure périodique ou chronique : bronchite, dyspepsie, diabète, ou lorsqu'il y a de l'anémie.

2° *Goutteux à accès amortis d'emblée (Rhumatisme goutteux).* — Des malades n'ont pas eu d'accès classiques de goutte aiguë. Ils débutent par des accès traînants et mous. Le siège de la douleur et des accidents congestifs peut être exclusivement l'orteil, comme dans l'accès suraigu ; plus souvent il est moins précis et plus étendu. Il occupe tout le pied et la cheville d'emblée. Ces malades sont des rhumatisants, des uricémiques, des arthritiques pâles à petits symptômes jusqu'ici. Leurs premiers accidents goutteux prennent la forme de rhumatismes goutteux.

Voilà les deux types de goutteux articulaires à adresser à Royat. Je dois ajouter que les goutteux à accès francs qui n'ont pas encore vu ces accès perdre de leur acuité doivent préférer Royat en cas de complication viscérale à tendance chronique. A plus forte raison ceux dont les accès sont brusquement disparus, remplacés par les manifestations qui, seules, *expriment* leur goutte. Royat fait disparaître ces accidents en rappelant quelquefois les accès aigus. Mais ces accidents viscéraux sont autrement graves pour l'avenir que la goutte franche articulaire. La cure thermale donne en quelque sorte un renouveau à la diathèse en renouvelant les forces du patient. Constantin Paul disait : « Royat est souverain aux goutteux dont la goutte s'amollit ou se détourne ; il leur rend toujours la goutte franche et la santé. » Cette formule est sans doute exagérée, mais vraie au fond.

Les goutteux dyspeptiques (digestions lentes
et avec fermentations). — On peut classer ces maladies de la façon suivante :

a) **Hypopeptiques**

1° *Atonie gastrique.* — Ces dyspeptiques sont en
général des hypochlorhydriques simples, c'est-à-dire
sans fermentations des aliments. Chez un certain
nombre, le chimisme est même normal. Tous ont
des troubles de la motricité, de l'atonie gastrique.
C'est là le caractère distinctif de leur affection (dyspepsie nervo-motrice de Mathieu).

Cliniquement nous signalerons quelques signes
un peu particuliers, laissant les grands symptômes
classiques de côté. Hypochlorhydriques ou non, ces
malades se présentent ainsi. A jeun, au réveil, ils ne
sentent pas d'ordinaire leur estomac. Quelquefois ils
éprouvent un sentiment de lourdeur. Chez quelques-
uns, la pression sur l'épigastre est sourdement douloureuse. Il n'y a ni vomissement, ni nausée, sauf
des exceptions très rares. Le petit déjeuner du
matin, en cas de gêne, soulage ces malades le plus
souvent. Ils déjeunent à midi avec appétit. Chez
beaucoup, l'appétit apparaît ou augmente après le
début du repas ; et, généralement, c'est dans la première ou la deuxième heure de la digestion que le
sentiment de lourdeur se ressent et s'accroît. Cette
lourdeur varie d'intensité. Elle serait accusée davan-

tage et plus tardive (2e et 3e heures) chez les hypochlorhydriques. Ce n'est presque jamais une douleur
aiguë, mais un malaise sourd parfois extrêmement
pénible, pesanteur et constriction. Quelquefois cette
sensation est accompagnée d'une fatigue générale,
d'une sorte de prostration comme si le travail,
même non douloureux de la digestion, épuisait le
malade. Il n'y a pas d'aigreurs, peu de renvois et
de gaz. Nous ne parlons pas ici des troubles multiples de neurasthénie qui sont de règle chez ces malades.

A l'examen, on peut trouver l'estomac légèrement
distendu ou contracté, ou, au contraire, relâché et
momentanément atteint d'une dilatation légère.
L'analyse du suc gastrique indique, ou un chimisme
normal, ou une hypochlorhydrie plus ou moins prononcée. Toutes ces analyses rentrent dans les formules suivantes d'Hayem et Winter (1).

---

(1) Nous rappelons, pour la lecture de ces formules et des suivantes, la valeur des signes-lettres :

A. Acidité totale : valeur normale de 0.180 à 0.200.
T. Chlore total   —   0.300 à 0.340.
F. Chlore fixe   —   0.102 à 0.118.
H. Acide chlorhyd. libre   —   0.025 à 0 050. }
C.   —   combiné —   0.155 à 0.180. } 0.180 à 0.220.
α Rapport : $\dfrac{A - H}{C}$ —   0.80 à 0.92.

$1°$ A supérieur à o,roo

T — ou = ou +

H — ou o

C — ou + ou =   } — ou + ou =

α — ou =

$2°$ A au-dessous de o.roo.

T — ou = ou +

H o ou —

C — ou = ou + } —

α — ou =

$2°$ *Hypochlorhydrie avec fermentation.* — C'est cliniquement la vieille « dyspepsie flatulente ».

Chez ces dyspeptiques surtout, on trouve des phénomènes gastro-intestinaux souvent d'intensité presque égale ; ils offrent tous les symptômes des malades du groupe précédent, plus accusés. Le matin, à jeun, la sensation de lourdeur, de plénitude de l'estomac est assez fréquente. Il y a des renvois, des gaz, et parfois des régurgitations aigres dès le réveil, comme dans la gastrite alcoolique. Les aliments mal digérés peuvent stagner encore dans l'estomac. Celui-ci est toujours distendu et assez souvent dilaté. La gêne survient, en général, plusieurs heures après le repas, le plus souvent, vers la quatrième et la cinquième heure. A la douleur sourde, pesante et étouffante, laquelle peut aller jusqu'à l'angoisse, s'ajoutent des renvois aigres, des brûlures et des régurgitations. Ces douleurs rappellent plus ou moins, par leur caractère et le moment de leur apparition, celles de l'hyperchlorhydrie. Quelquefois même, les malades accusent un sentiment de tiraillement, de fatigue et de besoin qu'iis prennent pour une sensation de faim, ce qui prête davantage à la confusion. C'est la forme de *fausse hyperchlorhydrie*. Tous ces symptômes sont plus flous que dans l'hyperchlorhydrie vraie, et moins constants ; entre tous : le sentiment de faim et le pyrosis. Ce n'est jamais la fringale souvent douloureuse, mais franche et à heure fixe des hyperchlorhydriques vrais. Un goûter léger apaise ces derniers malades ; si, au contraire, l'hypochlorhydrique mange, son malaise, loin de se calmer, augmente.

A l'examen, on trouve à la percussion l'estomac toujours distendu, quelquefois dilaté. Il importe de bien distinguer la distension de la dilatation. La sonorité tympanique de l'estomac, distendu par les gaz de fermentation, remonte en haut vers le cœur. C'est comme un ballon gonflé d'air chaud. L'estomac dilaté, au contraire, descend au-dessous de l'ombilic, comme un sac mou dont le fond plein est trop lourd.

L'analyse du suc gastrique, après le repas d'épreuve, est le meilleur moyen et souvent le seul pour différencier la *fausse* de la *vraie* hyperchlorhydrie. Pour les malades qui nous occupent ici (hyperchlorhydrie avec fermentation), voici leur formule générale :

$$\begin{aligned}
&A \;+\\
&T \;- \text{ ou} = \text{ou} +\\
&H \;- \text{ ou o}\\
&C \;- \text{ ou} +
\end{aligned} \left.\begin{aligned}\\ \\ \end{aligned}\right\} - \text{ ou} =$$

$$\alpha \;- \text{ ou} +$$

b) Hyperpeptiques

Seule la forme atténuée de l'hyperpepsie est tributaire de Royat.

Ces malades sont des *hyperchlorydriques avec ou sans fermentation*, mais leur excès d'acide est toujours à l'état d'*acide combiné*. Ces combinaisons, produits d'une digestion trop rapide, sont de médiocre qualité. Il est difficile, et quelquefois impossible, de distinguer cliniquement ces hyperchlorhydriques des hypochlorhydriques précédents, surtout lorsque ces malades ont des fermentations. On peut dire pourtant que la gêne, pendant la digestion, ne va pas jusqu'à l'étouffement et l'angoisse, mais les aigreurs, les brûlures sont plus cuisantes. Elles reviennent à intervalle plus régulier après les repas. Les régurgitations d'eaux brûlantes ne sont pas exceptionnelles. Le sentiment de faim, sans avoir la netteté de la fringale des grands hyperchlorhydriques, est plus franc. Un aliment léger soulage, surtout lorsqu'il n'y a pas de fermentation. Alors aussi la sensation d'étouffement et de plénitude est nulle ou presque. Ce qui domine c'est, avec de la pesanteur simple, les pyrosis, les régurgitations aigres, la brûlure fixe et le retour périodique des petites fringales.

Quoi qu'il en soit, le seul moyen certain de diagnostic différentiel, c'est l'analyse du suc gastrique. En voici les formules :

Hyperpepsie avec fermentation.

A +
T +
H = ou très léger. + ou − ⎫
C +   ⎬ +
α +   ⎭

Hyperpepsie sans fermentation.

A +
T +
H − quelquefois o ⎫
C +   ⎬ +
α −   ⎭

Les autres formes de dyspepsie gastrique ne comportent pas d'indication pour les eaux de Royat.

CHAPITRE II

TROUBLES DE LA CIRCULATION ET ANÉMIES

Pour être de notion récente et avoir été précisées depuis peu de temps, les indications des troubles cardio-vasculaires n'ont pas brusquement surgi. Sous l'étiquette *hypertension artérielle*, nous retrouverons, avec quelques autres, des malades compris dans les précédentes indications, tributaires classiques de Royat : arthritiques, uricémiques, petits goutteux, diabétiques, etc., qui sont, la plupart, des hypertendus. La vérité est que, par les études cliniques et expérimentales exposées plus haut, la valeur du bain de Royat, en tant que bain carbo-gazeux, son action élective sur la circulation et sa puissance désintoxicante ont été connues et mises à leur place, c'est-à-dire au premier rang. En même temps, on a appris à se servir plus judicieusement et à tirer de cette action précieuse mais ignorée autrefois, tout le profit qu'elle comportait en l'appliquant aux troubles circulatoires et aux dyscrasies sanguines, à mesure que la pathologie et la thérapeutique de ces affections se précisaient davantage et se faisaient plus pratiques.

Ces indications comprennent trois catégories de malades :

1° Ceux qui présentent de l'*l'hypertension arté-rielle* par l'excès des résistances périphériques de causes diverses ;

2° Ceux qui souffrent de différents troubles répon-dant à une *insuffisance cardiaque*, insuffisance pri-mitive ou secondaire, organique ou fonctionnelle, mais *relative*, car l'insuffisance grave (asystolie) est une contre-indication formelle ;

3° Les malades qui présentent des *troubles fonc-tionnels purs du cœur*, sans aucune lésion.

§ I. — Hypertensions artérielles

Sous ce titre, nous réclamons les malades sui-vants :

Les Femmes à la Ménopause

Toutes, plus ou moins, se plaignent de sensations alternatives de froid et de chaud, de bouffées de chaleur au visage, de refroidissement des extrémités. Ce sont des troubles vaso-moteurs bien connus dont l'intensité peut varier beaucoup. L'urgence de la cure varie parallèlement. Utile toujours, elle s'impose dans les cas où l'hypertension artérielle favorise des métrorrhagies, ou même des hémorragies de suppléance, nasales, stomacales, intestinales, etc.; quand il survient fréquemment un nervosisme intense. La dérivation sanguine périphérique, si puissante au cours de la cure de Royat, agit aussi très favorablement sur la *congestion utérine* dont souffrent nombre de ces malades. La cure bien dirigée diminue considérablement les accidents divers, ou parfois même les fait cesser.

Les Surmenés atteints de ce qu'on a appelé la Ménopause masculine

Quelques auteurs ont décrit, en effet, sous cette dénomination paradoxale, mais très expressive, *un syndrome complexe* qui apparaît à un âge plus précoce que l'âge du début habituel de l'artériosclérose, et chez des hommes (industriels, boursiers surtout), dont le surmenage professionnel comporte une tension d'esprit spéciale, des préoccupations nombreuses et variées. Ce syndrome se caractérise par un état de nervosisme extrêmement accusé, avec irritabilité, grande impressionnabilité, phobies ou idées fixes, insomnies, exagération des réflexes patellaires, tous ces signes à un degré intense. Nombre de ces malades sont rangés parmi les neurasthéniques. A l'auscultation, on note ce claquement, cette dissociation du premier bruit à la pointe, spéciaux à l'éréthisme nerveux du cœur et c'est tout. Le pouls est extrêmement instable, et parfois inégal ; mais il ne s'agit pas du tout de l'arythmie fixe des myocardites scléreuses. L'hypertension artérielle chez ces malades a ceci de particulier qu'elle varie brusquement, dans de grandes limites, d'une minute à l'autre. Elle est beaucoup plus variable que chez les préscléreux et, comme le pouls, elle paraît varier surtout avec l'état psychique.

Il y a aussi des bouffées de chaleur au visage qui devient pour un moment rouge et vultueux.

Comme les troubles de la ménopause qu'ils rappellent d'une façon saisissante, ces divers accidents sont calmés par la cure et surtout les bains de Royat, aussi bien les signes d'irritabilité du système nerveux que tous les phénomènes cardio-vasculaires. Il est à remarquer, d'ailleurs, que ces derniers paraissent bien n'être que le fait d'une irritabilité particulière du sympathique et du plexus cardiaque.

Les Préscléreux (Hypertendus permanents)

Ces malades ont dépassé la quarantaine et souffrent en général de quelques manifestations arthritiques. A ce titre, ils figurent déjà à peu près tous dans l'un ou l'autre des chapitres précédents : uricémiques, bronchitiques, goutteux, diabétiques ou eczémateux. Leur *présclérose* commune les réunit ici.

Le seul symptôme de cette présclérose peut être une hypertension artérielle latente, c'est-à-dire sans aucun signe attirant l'attention et qu'il faut rechercher à l'aide du sphygnomanomètre. En l'absence de symptôme circulatoire, cet examen spécial doit être systématique chez tout arthritique qui a dépassé la quarantaine, car tout arthritique est un candidat à l'artério-sclérose. On a en effet appelé l'arthritisme une « diathèse sclérogène », ce qui, pour être d'une pathogénie obscure, n'en est pas moins une vérité clinique.

Cette hypertension artérielle latente, premier signe précurseur de l'artério-sclérose, offre ce caractère particulier d'être modérée, oscillante, d'une intensité variant d'un jour à l'autre, mais dans des limites restreintes. On ne constate guère, avec le Potain, que des chiffres oscillant de 18 à 21 cm. Hg.

C'est une hypertension purement fonctionnelle; mais laissée à elle-même et sans soins, son évolution est grave. Elle fatigue les parois artérielles et elle les met dans un état de moindre résistance contre les poisons vaso-constricteurs qui lui ont donné naissance, et dont l'action prolongée amène la sclérose et l'athérome artériels.

Souvent cette hypertension présscléreuse n'est pas latente. Elle s'accompagne, au contraire, de troubles subjectifs plus ou moins accusés dont l'ensemble avertira le médecin. Les malades se plaignent surtout de vertiges. d'éblouissement, parfois d'épistaxis, d'une sensation d'étau leur serrant les tempes, de bourdonnements et de sifflements d'oreilles, et notamment de bruits de choc, synchrones avec les pulsations carotidiennes, au moment où, la tête sur l'oreiller, ils se disposent à s'endormir. A noter que des sensations auditives subjectives existent aussi dans des cas d'hypotension artérielle marquée. Les malades présscléreux sont d'une instabilité d'humeur particulière, d'une grande irritabilité. Ce changement de caractère qu'on est trop enclin à mettre sur le compte d'une vague neurasthénie, survenant chez un homme fait, n'est pas un symptôme insignifiant. A l'examen, le pouls peut être tant soit peu plein et tendu, mais les artères ne sont ni dures, ni flexueuses, et on ne trouve rien d'anormal à l'auscultation du cœur.

Dans tous ces cas d'hypertension artérielle, l'indication de la cure de Royat est péremptoire. Les résultats sont à peu près parfaits. On constate, au manomètre, l'abaissement progressif de la pression artérielle jusqu'au retour à la normale. Les malades accusent la diminution, puis la disparition parallèle des troubles fonctionnels liés à l'hypertension, des vertiges, des insomnies, des bruits auditifs systoliques, des bourdonnements d'oreille, des éblouissements. On peut dire que le retour de la pression au chiffre normal représente une guérison, puisque tous ces troubles sont purement fonctionnels, comme l'hypertension artérielle elle-même, et que celle-ci disparue, il ne reste plus rien d'anormal.

Dans les cas d'hypertension artérielle qui vont suivre l'indication de Royat demeure aussi formelle, quoique les résultats ne soient pas aussi radicaux, car il y a des lésions établies que nulle médication ne peut effacer. Ce sont :

Les artério-scléreux tout au début d'une artério-sclérose localisée.

Ces malades accusent les mêmes troubles que les préscléreux, un peu plus marqués, avec troubles vaso-spasmodiques, refroidissement des extrémités, sensations de crampe, épistaxis plus fréquentes et plus rebelles. L'hypertension artérielle est plus élevée, et surtout elle n'est pas variable, mais fixe. A l'auscultation, on perçoit un claquement diastolique à la droite du sternum, à la base du cœur, indice d'une légère dilatation avec sclérose parcheminée de l'aorte. Mais il n'y a pas d'insuffisance valvulaire. Les artères radiales et temporales sont souples, la

perméabilité rénale suffisante ; il n'y a ni albuminurie, ni dyspnée nocturne, ni bruit de galop.

Les artério-scléreux tout au début d'une artério-sclérose généralisée.

Nous retrouvons chez ces malades toujours les mêmes symptômes, plus accentués encore. Mais à ces symptômes, d'autres s'ajoutent. On voit apparaître de la dyspnée d'effort, puis un léger degré de dyspnée nocturne qui aggrave l'insomnie existant déjà du fait de l'hypertension. Les artères sont devenues dures et flexueuses (radiale et temporale) ; on les voit battre sous la peau ; elles sont peu dépressibles pendant la systole ; le pouls est dur et tendu. Un tracé sphygmographique montre, au lieu de la courbe normale, une courbe en colline, peu ample, avec ascension moins brusque que normalement, et disparition des ondulations de la ligne de descente, caractéristiques de l'élasticité artérielle. On note de la pollakiurie, mais sans albuminurie notable ; les urines sont abondantes, claires et d'une toxicité diminuée. Très souvent il se joint de la tachycardie.

Ces malades souffrent, en réalité, d'une toxémie par des substances à la fois vaso-constrictives et dyspnéisantes (Huchard). Il est inutile d'insister ici, après ce que nous avons dit au chapitre de l'action thérapeutique des Eaux de Royat et des bains, sur l'utilité urgente de la cure pour ces malades.

Malades atteints d'aortites chroniques non rhumatismales, athéromateuses, syphilitiques ou tabagiques.

Nous avons déjà vu plus haut des malades, tout au début d'une sclérose localisée, présenter des signes de dilatation légère et de sclérose parcheminée de l'aorte. Ils sont une sorte de trait d'union entre les préscléreux et les aortiques qui nous occupent ici. Nous retrouvons chez ces derniers les troubles subjectifs bien connus : palpitations, vertiges, éblouissements, bruits auditifs, insomnies, etc., et l'hypertension artérielle, cause de ces troubles. A l'auscultation du cœur, on entend un souffle systolique à la base, le long du bord droit du sternum, un claquement clangoreux diastolique des valvules sigmoïdes, de la tachyardie, qui est la conséquence de la lutte du myocarde contre l'excès des résistances périphériques, et parfois une arythmie fonctionnelle, due à ce surmenage du muscle cardiaque, pas encore sclérosé ; et souvent, enfin, des *phénomènes angineux*, ceux-ci plus fréquemment chez les tabagiques. Il faut bien distinguer, au point de vue des effets du traitement thermal, l'arythmie fonctionnelle de l'arythmie liée à la lésion du muscle cardiaque, et surtout la fausse angine de poitrine, de l'angine vraie, coronarienne. Ces accidents de pseudo - angine, comme l'arythmie fonctionnelle et les autres troubles des aortiques, s'améliorent sous l'influence du traitement de Royat et peuvent même disparaître. L'arythmie, liée à certaines lésions du cœur, au contraire, résiste, sans toutefois contre-indiquer la cure. L'*angor pectoris* vraie en est une contre-indication formelle.

D'une façon générale, le traitement soulage les malades de tous les troubles dépendant de l'hypertension artérielle en abaissant celle-ci jusqu'au voisinage de la normale. On peut constater encore une diminution du claquement clangoreux diastolique des valvules sigmoïdes ; mais, évidemment, les lésions installées demeurent quand même. Le résultat est considérable, car le malade ne risque plus de rompre son aorte lésée sous l'excès d'une pression sanguine exagérée. En outre, désintoxiqué par la cure, il peut, grâce à des prescriptions hygiéniques appropriées, sinon guérir ses lésions vasculaires, du moins en retarder et même en arrêter la marche progressive et dangereuse. C'est le maximum de service que toute médication puisse lui rendre et qu'il retire de Royat.

Il ne s'agit ici, bien entendu, que d'aortiques de date relativement récente sans artério-sclérose généralisée établie. Les effets favorables de la cure sont en raison inverse de l'âge de l'aortite. Si celle-ci se complique d'une néphro-sclérose avec dyspnée intense, bruit de galop et albuminurie, il vaut mieux avoir recours aux cures d'eaux simplement diurétiques, comme Evian.

Nous avons vu que l'*angor pectoris* vraie, par coronarite oblitérante, compliquant une aortite chronique, est une *contre-indication* formelle des bains carbogazeux de Royat. Il en est de même des crises antérieures *d'œdème pulmonaire aigu* ou *d'asthme cardiaque nocturne*.

Pour terminer ce chapitre des *hypertensions artérielles*, nous signalerons :

Certains malades ayant de l'hypertension dans l'artère pulmonaire.

Ce sont d'ailleurs des arthritiques bronchitiques et emphysémateux déjà réclamés dans un précédent chapitre. Ces malades présentent un retentissement clangoreux du bruit diastolique, à la base du cœur; c'est-à-dire un claquement exagéré des valvules sigmoïdes pulmonaires. C'est le seul signe clinique d'un excès de pression sanguine dans l'artère pulmonaire, signe qui suffit d'ailleurs. La cure de Royat, en même temps qu'elle améliore, nous l'avons vu, considérablement l'état général et l'état local de ces bronchitiques et emphysémateux arthritiques, abaisse l'hypertension spéciale dans la petite circulation, ce qui est évidemment un gros avantage. On voit presque toujours, vers le milieu de la cure, disparaître ce claquement exagéré des sigmoïdes droites.

Voilà quels sont les malades hypertendus justiciables de la cure de Royat. Quelle est, en général, pour les différents cas, la durée des effets favorables ?

Dans les hypertensions d'origine préscléreuse, uricémique, ou liées à une aortite chronique sans lésions rénales ni artério-sclérose généralisée, le bénéfice de la cure dure le plus souvent dix et quinze mois. Chez les malades qui reviennent l'été suivant, la pression artérielle, quoique remontée au-dessus du chiffre noté à la fin de la précédente cure, est loin d'atteindre le niveau qu'elle atteignait au début de cette même cure. Nous avons vu d'ailleurs précédemment qu'il était avantageux pour ces malades de suivre dans l'intervalle des cures thermales, un régime diététique et hygiénique approprié, et même au besoin certaines prescriptions. Les effets favorables sont ainsi prolongés.

Dans les hypertensions liées aux troubles névropathiques de la ménopause, à l'hyperexcitabilité nerveuse des surmenés par travail intellectuel, le bénéfice immédiat de la cure est aussi complet que possible, mais sa durée serait plutôt moindre, surtout pour les seconds malades, s'ils reprennent exactement leurs mêmes occupations.

Les **contre-indications** sont les suivantes, déjà signalées :

La *néphro-sclérose* avec albuminurie abondante et présence de cylindres granuleux, imperméabilité rénale manifeste, dyspnée au repos intense. Dans ces cas, la cure n'est pas dangereuse, mais ses effets sont très inconstants, et le bénéfice est plus grand des cures d'eaux simplement diurétiques.

La *néphro-sclérose compliquée d'aortite, — l'artério-sclérose ancienne généralisée, — la cachexie artérielle, — l'angine de poitrine vraie coronarienne, — les crises antérieures d'œdème pulmonaire aigu, et d'asthme cardiaque nocturne, — l'anévrysme aortique,* sont des contre-indications absolues ; la cure peut offrir de véritables dangers.

II. — Fléchissement du muscle cardiaque

L'hypertension, dans la grande circulation, comme dans la petite circulation, impose au cœur un surcroît de travail auquel il ne résiste pas indéfiniment. *Le muscle cardiaque fléchit* et le fléchissement amène l'insuffisance fonctionnelle de l'organe. Il y a, dans cette insuffisance, des degrés et tous ne relèvent pas de Royat.

Voici quels sont les malades au cœur fléchissant qu'il y faut adresser :

Artério-scléreux avec dilatation du cœur gauche.

Ces artério-scléreux hypertendus présentent comme premier signe de surmenage et de fatigue du myocarde, de la dyspnée et de la tachy-arythmie. La seule thérapeutique logique dans ces cas étant celle de l'intoxication et de la vaso-constriction, l'indication de la cure de Royat est parfaitement nette.

Quand le myocarde fléchi davantag e, la dilatation apparait. En même temps l'hypertension artérielle diminue ; mais il faut se garder de prendre cet abaissement de la tension sanguine pour une amélioration. Il n'exprime qu'un amoindrissement de la force propulsive du cœur. La dilatation peut n'être accompagnée d'aucun signe subjectif particulier. Elle sera manifeste à la percussion attentive et à l'examen phonendoscopique. On constatera l'élargissement de la matité cardiaque, marquée surtout vers l'aisselle gauche. C'est là le signe essentiel ; en outre, les bruits du cœur sont assourdis.

Le plus souvent des signes subjectifs se joignent à ceux-ci. Le malade se plaint d'une recrudescence de l'oppression car sa dyspnée ancienne, d'origine toxique, s'augmente de la dyspnée mécanique de l'insuffisance cardiaque. Il est rare qu'on trouve le pouls veineux jugulaire ou le pouls hépatique qui sont au contraire presque constants dans la dilatation du cœur droit. Chez ces malades, la cure, en détendant le spasme artériel et en activant l'élimination des toxines, soulage le cœur de son travail excessif, et en même temps le tonifie, par son action toni-cardiaque directe.

Emphysémateux et bronchitiques avec dilatation du cœur droit.

Nous avons déjà parlé de ces malades au chapitre des voies respiratoires. Dès que leur cœur fléchit et se dilate, ils souffrent, comme les précédents, d'une recrudescence de leur essoufflement, car à la dyspnée mécanique primitive de l'emphysème pulmonaire, s'ajoute aussi la dyspnée de l'insuffisance cardiaque. Chez eux, l'augmentation de la matité cardiaque prédomine à droite et déborde le côté droit du sternum, dans les espaces intercostaux.

Il va de soi qu'il ne faut pas envoyer de tels bronchitiques ou emphysémateux, au début de la décompensation cardiaque, vers n'importe quelle station d'altitude, quels que soient son juste renom et sa valeur pour le traitement local des bronchites chroniques, comme le Mont-Dore, par exemple, qui est à 1,050. Il en est de même pour les malades âgés dont le myocarde est sujet à caution. A Royat, à 450 mètres, l'altitude modérée ne risque pas de provoquer ou d'aggraver la dilatation du cœur. Sous l'action toni-cardiaque et dérivative des bains, le cœur reprend progressivement son volume normal, ses bruits sont bien frappés et la dyspnée s'atténue dans des proportions considérables. La cure de Royat s'impose particulièrement chez ces malades lorsqu'ils sont hypertendus.

Les malades atteints de lésions valvulaires, suite d'endocardite aiguë.

En première ligne, nous placerons ceux qui, au cours d'une fièvre rhumatismale aiguë, d'une fièvre éruptive, d'une typhoïde, ont présenté une *altération* plus ou moins prononcée *des bruits du cœur*, depuis quelques irrégularités ou un léger assourdissement des bruits, jusqu'à des signes nets de lésions valvulaires : souffles caractéristiques, soit *d'insuffisance mitrale*, soit *d'insuffisance aortique*. « Ces individus,

» dit le Professeur Landouzy, pour ne pas devenir
» des cardiopathes, feront sagement, en manière
» d'hygiène thérapeutique, de demander à Royat de
» régler en eux, comme on règle un chronomètre,
» le fonctionnement de leur appareil cardiaque. Ils
» feront bien de venir purger d'une façon qui
» sera peut-être définitive, la condamnation que
» la maladie infectieuse leur aura momentanément
» fait encourir, du côté du myocarde, des valvules
» mitrales ou de l'aorte. »

Évidemment, les résultats seront d'autant meilleurs et plus durables que l'atteinte cardiaque aura
été plus superficielle, et parfois même ils seront
définitifs. Lorsque des lésions valvulaires sont con-
firmées, qu'on constate un souffle d'insuffisance
mitrale, on peut encore espérer atténuer beaucoup
la lésion, surtout si la crise aiguë remonte à peu de
mois. L'insuffisance valvulaire, en effet, dépend en
partie de la dilatation du ventricule, et, en tonifiant
le myocarde, en obtenant des contractions plus
complètes, on pourra voir le souffle s'effacer plus ou
moins, et la matité cardiaque se rétrécir notablement. Dans des cas exceptionnels, le souffle mitral
disparaît même. Dans les cas habituels, malgré la
persistance de la cicatrice valvulaire et du souffle, le
sujet pourra être considéré comme guéri fonction-
nellement, après deux ou trois cures à Royat, grâce
à la tonification du myocarde.

Dans l'insuffisance aortique de même origine (suite d'endocardite aiguë), on ne peut espérer la disparition complète de la lésion, mais, ici encore, en aidant le myocarde, la cure carbo-gazeuse ramène le cœur à un état fonctionnel à peu près normal, sauf le cas de lésions trop considérables.

En *seconde ligne*, nous plaçons les malades qui, porteurs de *lésions valvulaires*, sont entrés d'emblée ou, après quelques années de compensation parfaite, dans la *phase* dite *troublée*. Ces malades « ne » sont encore qu'aux premiers acheminements de la » décompensation, ils ne souffrent que de troubles » fonctionnels légers. Ils sont justiciables de Royat » au même titre que les sujets dont nous avons » parlé tout à l'heure (Professeur Landouzy) ».

Il faut faire une distinction très nette entre les valvulaires qui souffrent de troubles provenant réellement de la faiblesse du myocarde et ceux chez lesquels le muscle cardiaque fonctionne encore bien, mais qui, du fait seul qu'ils se savent atteints d'une lésion cardiaque, rapportent à leur cœur tous leurs malaises quels qu'ils soient. Ces derniers malades — très fréquemment des aortiques — se trouvent bien de la cure carbo-gazeuse, et, en même temps, de la discipline qui leur apprendra à se soigner et à régler leur vie.

Plus intéressants sont les premiers, les valvulaires dont le myocarde est devenu inférieur à sa tâche.

Le plus souvent, ces malades, insuffisants mitraux, portaient, depuis longtemps leur lésion sans s'en douter, et, à la suite d'une période de surmenage, de chagrin, d'excès, quelquefois par les seuls progrès de l'âge, ils commencent à ressentir des troubles inaccoutumés : essoufflement progressif, surtout marqué après les repas, à la montée d'une côte ou d'un escalier ; palpitations, intermittences ; rhumes faciles, l'hiver, et de plus en plus prolongés.

La cure de Royat donnera des résultats d'autant meilleurs qu'elle aura été plus précoce et d'autant plus durables qu'on éloignera plus sûrement les causes occasionnelles des accidents. Pour les sujets jeunes, on pourra, après deux ou trois cures, considérer le résultat comme acquis s'il s'est maintenu intégralement pendant l'intervalle de ces cures, et si la période de croissance est complètement terminée.

Pour les sujets âgés, la cure est le plus favorable à ceux qui présentent, avec les lésions indiquées plus haut, de l'hypertension artérielle. En abaissant cette tension, en desserrant le frein vasculaire, on rend au myocarde, allégé et simultanément fouetté par la cure, sa capacité de travail antérieure. Il suffira ensuite de maintenir la tension artérielle, par des cures successives à Royat, au besoin.

Lorsqu'à *l'insuffisance mitrale s'associe un certain degré de rétrécissement*, les résultats sont, de toute manière, moins bons. Le rétrécissement constitue

en effet, un véritable barrage que le cœur ne peut
écarter et dont les conséquences mécaniques sont
beaucoup moins aisées à atténuer que celles qui
résultent d'une insuffisance valvulaire. Le cœur
atteint de retrécissement mitral 'restera toujours
réglé pour un petit travail. Cependant la cure pourra
être utile par son action tonique. Les bains carbo-
gazeux sont pour ces malades. une ressource précieuse. car ils permettent de ménager la digitale, et
rendent le cœur plus sensible à l'action des doses
faibles de ce médicament s'il devient nécessaire d'y
recourir, dans l'intervalle des saisons de Royat.

Tout ce que nous avons dit de la cure à propos
des porteurs de *lésion mitrale décompensée* s'applique
exactement aux *porteurs de lésion valvulaire aortique,
suite d'endocardite*. Mais on sait que les troubles d'insuffisance cardiaque sont beaucoup plus
rares et plus tardifs chez les aortiques que chez les
mitraux. Aussi le pronostic se présente-t-il sous un
jour moins favorable. Cependant les résultats de la
cure de Royat sont encore, en général, remarquables,
car les bains, agissant autant sur l'état artériel périphérique que sur le cœur lui-même, débar-
rassent les malades des palpitations, des pulsations
artérielles qui leur sont parfois si pénibles, en même
temps que de la dypsnée et des vertiges.

Enfin, en *troisième ligne*, viennent les malades
hyposystoliques. L'*hyposystolie mitrale* est caractéri-

sée, d'après Merklen. par la dilatation cardiaque avec arythmie et par la congestion du foie. Dans les périodes d'aggravation, il peut même apparaître un peu d'œdème malléolaire le soir, et des râles fins aux bases pulmonaires. En même temps, l'essoufflement est prononcé dès le moindre travail, et souvent le malade accuse de la dypsnée, le soir en s'étendant dans son lit.

La cure est toujours délicate chez ces malades. Elle ne doit être entreprise que pendant une période d'amélioration un peu soutenue, être conduite avec prudence. Selon les cas, le malade reviendra soit jusqu'à la compensation presque parfaite, soit, ce qui est plus habituel, jusqu'à un état d'insuffisance cardiaque modérée compatible avec sa manière de vivre (Merklen). La congestion hépatique s'efface plus ou moins, le cœur diminue de volume, la dyspnée se réduit et devient plus rare. Quant à l'arythmie, elle disparaît lorsqu'elle est liée uniquement à la dilatation cardiaque, mais elle persiste lorsqu'il existe déjà des altérations prononcées du myocarde (Huchard).

Chez tous ces malades, il faut considérer comme une *contre-indication* les altérations rénales (caractérisées par une albuminurie persistante, avec présence de cylindres), les altérations hépatiques (cirrhose cardiaque avec ascite). *Contre-indication*, de même, la persistance de l'œdème des jambes et des bases, la production d'épanchements pleuraux. Il ne faut pas non plus baigner les malades porteurs d'une symphyse péricardique, ni ceux chez lesquels il existe déjà des lésions artério-scléreuses non douteuses. En somme, l'aggravation excessive de l'état fonctionnel cardiaque et la coexistence de lésions organiques irrémédiables constituent deux contre-indications essentielles de la cure.

Les malades atteints de rétrécissement mitral pur.

Il faut faire une mention particulière de ces malades, presque toujours du sexe féminin, qui sont atteints, soit congénitalement, soit depuis les premières années de leur vie, de sténose mitrale, sans insuffisance valvulaire.

Chez ces malades, la cure de Royat ne s'impose qu'autant que leur lésion provoque des troubles nets d'insuffisance cardiaque, c'est-à-dire de la dyspnée d'effort, et des palpitations, unies le plus souvent à un état d'asthénie et d'anémie générales. Les bains carbo-gazeux donnent un vigoureux coup de fouet à l'état général et à toutes les fonctions de l'organisme. Ce résultat est surtout intéressant chez les jeunes filles au moment de leur formation. L'apparition des règles devient plus aisée, et la menstruation plus régulière. Simultanément le cœur est soutenu et la compensation peut s'établir, rarement parfaite, mais aussi complète que possible.

Chez d'autres malades, les premiers symptômes de faiblesse cardiaque n'apparaissent qu'à la suite des premières grossesses. Dans ce cas, les bains de Royat feront disparaître les troubles les plus marqués, mais il faut éviter le retour des grossesses qui ont détruit l'équilibre. Parfois, au contraire, la décompensation ne s'effectuera que très tard, à l'approche de la ménopause, souvent sous l'influence des premières bouffées hypertensives, et alors encore le fonctionnement de l'appareil circulatoire sera ramené à la normale par la double action toni-cardiaque et hypotensive de nos bains carbo-gazeux.

Les contre-indications sont les mêmes que celles que nous avons vues au paragraphe précédent chez les valvulaires par endocardite.

Les Obèses avec insuffisance légère et chronique du cœur. — Cœur gras.

Ces malades présentent de la dyspnée et, à l'auscultation, des bruits sourds, sans dilatation d'ailleurs, des faux pas et de l'arythmie. Nous les demandons uniquement en tant que cardiaques et sans idée de concurrencer Brides qui a fait de l'obésité son heureuse indication thérapeutique. Au contraire, la cure des bains de Royat leur permettra de faire avec plus de fruit une cure spéciale contre l'obésité. Elle est pour eux le tonique du cœur, doux et progressif par excellence, qui régularise leur circulation et active, par suite, leur nutrition et qui fait disparaître les signes de fatigue du myocarde. Ces obèses pourront donc ensuite prendre sans danger l'exercice nécessaire et sortir ainsi de ce cercle vicieux : ou rester au repos et aggraver leur obésité, ou se remuer et fatiguer gravement leur cœur.

Les malades atteints de Myocardite interstitielle scléreuse (cardiopathie artérielle à forme arythmique d'Huchard).

C'est tout au début de leur affection qu'il faut envoyer ces malades. Ils ont en général 60 ans et plus. On trouve chez eux de l'arythmie et souvent de la tachycardie associée : leur pouls est à 80 environ ; mais ils ne se plaignent guère que de dyspnée — dyspnée d'effort et dyspnée au repos — car leur arythmie est inconsciente. Quelquefois, tout au début, la cure amende ou fait disparaître cette arythmie ; mais, en général, elle n'est pas plus modifiée par les bains que par toute autre médication, car, sauf à son début, elle est irréductible (Huchard).

C'est la dyspnée qui s'améliore bien davantage et surtout la tachycardie. Enfin — et c'est un point capital à retenir — chez ceux de ces malades qui sont hypertendus, le résultat de la cure est bien meilleur et plus sûr que chez ceux qui sont hypotendus.

Toutes les *contre-indications* concernant le fléchissement du muscle cardiaque se résument en une seule : une lésion quelle qu'elle soit, mais grave, dégénérative et avancée de ce muscle. Cliniquement une telle lésion se traduit soit par les accidents de la grande asystolie, soit par des phénomènes d'arythmie grave, d'arythmies couplées, par des crises de tachycardie extrême avec pouls filiforme, fuyant, incomptable, tous phénomènes indiquant une dégénérescence graisseuse du myocarde. Ces malades ont besoin du lit et de la digitale. Ainsi, toutes les formes cliniques que nous réclamons plus haut, arrivées à un stade avancé, deviennent elles-mêmes des contre-indications. C'est donc ici une question bien plus d'opportunité thérapeutique que de diagnostic différentiel. En résumé, il faut se garder d'envoyer à Royat ces malades chez qui une excitation, même très modérée du muscle cardiaque, loin d'en relever l'énergie fonctionnelle, en amène l'épuisement et précipite les accidents graves. D'une façon générale, on enverra uniquement des malades dont on peut

exciter modérément le cœur sans risque de surme
nage.

Une précision trop rigoureuse dans ces nuances
serait artificielle et contraire à tout esprit médical.
C'est justement le champ des appréciations personnelles et la sagacité particulière du médecin traitant.

§ III. — Troubles fonctionnels avec intégrité du muscle cardiaque. — Anémies.

Il s'agit ici de faux cardiaques parmi lesquels nous
rangerons les anémiques. Ces malades divers doivent
être envoyés à Royat, tous ou presque tous, c'est-à-
dire :

Les faux cardiaques tabagiques

Les malades intoxiqués par la nicotine, substance
éminemment vaso-constrictive, avec laquelle on a
produit l'athérome expérimental chez le lapin,
peuvent présenter soit de l'hypertension artérielle,
soit de l'aortite chronique, auxquels cas ils rentrent
dans des indications déjà exposées. Mais ils peuvent
aussi présenter toute une série d'accidents nerveux
non moins justiciables de la cure de Royat, dont

les détails seront alors ordonnés différemment. Ce sont les vraies ou fausses intermittences, les sensations angoissantes survenant la nuit ou au repos, de pseudo-angor pectoris, les phénomènes d'éréthisme cardiaque ou de tachycardie, parfaitement calmés à Royat.

Les faux cardiaques dyspeptiques

Bien comparables aux précédents sont les dyspeptiques dont les palpitations, angoisses et faux pas du cœur surviennent consécutivement aux troubles digestifs. Nous avons longuement précisé les indications de la cure pour ces malades au seul point de vue des troubles dyspeptiques et nous avons vu que la plupart étaient des goutteux.

Nous voyons ici que les troubles fonctionnels du cœur s'ajoutant à la dyspepsie, loin de diminuer l'indication de la cure, ne fait que l'accroître. Certains dyspeptiques même dont la dyspepsie, très acide par exemple, ne relèverait pas des eaux de Royat, mais dont les troubles nerveux cardiaques seraient intenses, pourraient y être adressés, à leur grand bénéfice, à ce dernier point de vue seul.

Adolescents atteints de fausse hypertrophie de croissance.

Ce sont des jeunes gens dont la croissance a été brusque et dont le cœur, vertical dans un thorax trop étroit, donne une fausse impression d'hypertrophie. Ils rentrent, en réalité, dans la catégorie des anémiques et offrent la plupart des troubles de ces faux cardiaques spéciaux : fatigue facile, essoufflement, palpitations. A tout point de vue, Royat leur est indiqué, et le succès de la cure est toujours certain.

Les Neurasthéniques

Depuis longtemps on envoie à Royat des neurasthéniques. Ces malades appartiennent à la famille des neuro-arthritiques, goutteux personnels ou héréditaires, migraineux, graveleux, asthmatiques ou descendants de tels malades.

Les résultats de la cure sont plus ou moins favorables, selon la forme et l'intensité de la neurasthénie. Ils sont plus constants dans la neurasthénie légère, ou d'une intensité moyenne pour tous les symptômes aussi bien psychiques que physiques : agitation ou apathie, attention impossible, indécision douloureuse, dégoût général, etc., et céphalée, rachialgie, insomnie, etc.

C'est dès la première ou la seconde crise au plus tard qu'il faut envoyer ces malades à Royat, et de préférence ceux dont la neurasthénie moyenne a eu un début assez franc et une cause occasionnelle assez déterminée. La grande affaire est de tonifier ces malades, neuro-arthritiques presque toujours, sans les exciter; on y arrive très bien, à Royat, par une cure sagement conduite.

Quant aux *grands neurasthéniques*, les cures thermales, pour eux, ne sont qu'un élément utile du traitement complexe. C'est après une amélioration sensible déjà, par exemple dans ces grandes formes dépressives qui nécessitent l'isolement, la suralimentation, le repos complet (méthode de Weir Mitchell plus ou moins modifiée); c'est après l'amélioration obtenue par l'une de ces médications, que Royat agira utilement. La cure achèvera de tonifier le malade sans excitation et affermira pour une durée plus grande le résultat favorable acquis. Dans d'autres cas, c'est après ou avant des cures d'altitude à 1.000 mètres et au-dessus, des cures d'hydrothérapie très froide, qu'il faudra les adresser ici. Mais jamais en pleine crise. La cure thermale de Royat ne peut être pour eux qu'un échelon dans le traitement méthodique et progressif et jamais le traitement unique et total.

Ce n'est qu'au point de vue des *troubles cardio-vasculaires* que les effets de Royat et de ses bains sont une sorte de spécifique et que l'indication devient impérative. L'hypotension artérielle que présentent la plupart de ces malades relève nettement de l'action toni-cardiaque de nos bains spécialement administrés. Mais beaucoup de neurasthéniques ont des palpitations, de la tachycardie fausse ; quelques-uns de la précordialgie, et quelquefois de véritables crises de tachycardie paroxystique. Beaucoup, aussi, présentent de l'hypertension, et, à ce titre seul, relèvent tout spécialement de Royat. Chez certains, les troubles cardiaques s'ajoutent aux autres troubles et vont de pair avec eux ; chez d'autres, leur intensité domine tout, et ils constituent à peu près seuls toute la neurasthénie. C'est en somme, sous cette forme, la névropathie cérébro-cardiaque de Krishaber. La cure thermale améliore considérablement ces troubles et c'est à ce point de vue surtout qu'il faut adresser des neurasthéniques à Royat.

Nous ajouterons que pour les neurasthéniques, quels qu'ils soient, la limite de vingt et un jours, assignée à la cure, est particulièrement ridicule. Il faut à ces malades des cures mesurées et variables selon chaque individu, et, d'une façon générale, des cures prolongées d'un mois et plus.

Les Anémiques

Voilà une indication traditionnelle de Royat que les nouvelles connaissances n'ont fait que renforcer. En effet, on trouve chez ces malades, réunis au moins partiellement, les signes communs suivants :

La dyspnée qui tient à l'insuffisance de l'hématose, les palpitations fréquentes, la conservation d'un tissu adipeux lâche et mou, qui ressemble de loin à un soupçon d'œdème ; surtout les souffles vasculaires de la base du cou, et notamment ceux de l'artère pulmonaire, que l'on pourrait confondre avec un souffle mitral. Et cela forme une sorte de syndrome qui fait des *anémiques* des « *pseudo-cardiaques* ».

L'anémie, en tant qu'entité morbide, n'est plus guère admise aujourd'hui, notamment depuis les travaux du professeur Landouzy et ses élèves — toutes les modalités cliniques seraient des anémies symptomatiques. Toutefois, sans entrer dans les théories pathogéniques, nous rangerons sous ce titre :

1º *Les jeunes filles ou jeunes femmes chloro-anémiques*, c'est-à-dire qui présentent les gros signes cliniques suivants : pâleur caractéristique du visage et des muqueuses, bouffissure spéciale, conservation et augmentation du tissu adipeux sous-cutané, dyspepsies et essoufflement faciles, souffles cardio-vasculaires, névralgies, dysménorrhée ou aménorrhée, diminution des globules du sang et surtout de leur richesse en hémoglobine.

Toutes ces malades, sauf dans certaines formes rares indiquées plus loin, trouvent à Royat l'amélioration certaine et souvent la disparition complète de tous les symptômes. Nous avons vu plus haut combien les bains seuls augmentaient l'hémoglobine et le nombre des globules rouges. L'expérience clinique montre que l'effet est bien plus considérable encore quand la cure interne est associée aux bains.

2° *Les jeunes garçons chlorotiques*. — La chlorose existe chez les jeunes hommes, quoique moins fréquente et à manifestations moins accusées, notamment chez les adolescents à l'âge des examens et des concours. Parmi ces jeunes malades comptent les prétuberculeux, les adolescents anémiés par une croissance brusque, qui présentent des signes de fausse hypertrophie cardiaque, et dont nous avons parlé plus haut.

3° *Les Chlorotiques à chlorose tardive*. — Ces malades femmes ont de 25 à 35 ans ; ou bien elles sont à l'âge de la ménopause. La maladie est peut-être moins tranchée que la chlorose vraie des toutes jeunes filles, mais plus lente et plus tenace. Les effets de la cure ne sont pas aussi brillants non plus. Cependant, pour les femmes arrivées à la ménopause surtout, ils sont assez nets et assez constants et nous avons donné plus haut les indications fermes spéciales aux ménopausiques. Nombre de ces dernières — anémiques de la ménopause — ont de l'hypertension.

4° *Les Coloniaux*, anémiés par anémie des pays chauds, diarrhées, dysenterie, fièvres bilieuses ;

5° *Les Convalescents*, anémiés par les maladies aiguës, spécialement par le rhumatisme articulaire aigu (trois mois au moins après l'attaque finie) ; angines rhumatismales, fébriles, diarrhée, dysenterie, coliques hépatiques, fièvre bilieuse, septicémie. Ces malades doivent être envoyés dans un état d'apyrexie complète. Signalons encore les convalescents d'influenza à forme déprimante ; de fièvre typhoïde. Ces derniers sont indiqués surtout par des troubles fonctionnels du cœur, tout à fait guérissables par la cure.

A tous les points de vue, ces anémiques retirent de Royat des avantages considérables. L'eau minérale ferro-arsenicale, prise en boisson, représente une association chimique naturelle remarquablement appropriée, et dont les principes actifs sont plus assimilables, bus à la source, que toute préparation pharmaceutique vainement employée à domicile. Les bains carbo-gazeux sont infiniment mieux supportés que l'hydrothérapie froide.

Nous avons vu la double action stimulante sur la nutrition générale des eaux et des bains associés ; et, point capital pour les anémiques, combien cette action augmente la capacité thoracique, le nombre des globules rouges du sang et leur richesse en hémoglobine.

Sont des *contre-indications* formelles les formes extrêmes et quelquefois fébriles de chlorose qui exigent le repos absolu et le lit ; formes avec complications : phlegmasia alba dolens, ou dyspepsie hyperchlorhydrique contre-indiquée pour Royat ; anémie pernicieuse progressive, excepté peut-être au début, lorsque les ferrugineux sont indiqués ; lymphadénie, leucémie, cachexie artérielle, et en général toutes les anémies symptomatiques d'affections cachectisantes.

Variqueux. — Pour terminer avec les indications cardio-vasculaires, il faut signaler les *varices* et traces de *phlébites variqueuses* anciennes. Ces affections ne constituent, dans aucun cas, une contre-indication à la cure de Royat. Bien au contraire, sous l'action circulatoire des bains carbo-gazeux, ces affections sont améliorées.

A la suite des deux grandes indications de Royat :

I. — ARTHRITISME

II. — TROUBLES CARDIO-VASCULAIRES

que nous venons de préciser, pour ainsi dire, malade
par malade, nous devons signaler, à titre de rensei-
gnement complémentaire, les effets favorables obtenus chez

Les Tabétiques

Le traitement du Tabes à Royat comprend les bains
carbo-gazeux en baignoires et dans une piscine spéciale.

Les bains carbo-gazeux les plus efficaces sont les
plus frais et les plus riches en gaz, bains de St-Mart
et de César ; mais il est parfois nécessaire d'user des
bains d'Eugénie. Les bains de César, comme l'a
montré le Prof. Brissaud, constituent un des meilleurs traitements de certaines formes du Tabes ;
particulièrement des *tabétiques mous, torpides, atteints
d'anesthésies, de troubles sphinctériens et d'incoordi-
nation.* Quant aux formes douloureuses, on peut,
dans un certain nombre de cas, les soulager, mais il
y a, le plus souvent, avantage à les adresser à une
station plutôt sédative, en réservant à Royat les
tabétiques dont le système nerveux a surtout besoin
d'être tonifié.

La piscine spéciale — piscine Duchenne de Boulogne — a été créée à Royat, il y a 5 ans, sur les
conseils du Prof. Brissaud, pour faciliter particulièrement la rééducation de la marche. On comprend,
en se rappelant le principe d'Archimède, que les
malades remuent les membres inférieurs et le tronc,
plus aisément dans l'eau lourde que dans l'air léger.
La piscine a été disposée dans ce but précis, pour
des exercices de marche, de demi-tours brusques, au
commandement. « ... Je ne connais nulle part, a dit le
» Prof. Landouzy, en Europe ni en France, — à moins
» que des créations nouvelles aient été faites récem-
» ment, ce que j'ignore, — je ne connais nulle part
» de piscine aussi ingénieusement disposée que la
» piscine Duchenne de Boulogne. »

Quels sont, chez les malades, les résultats de cette
cure de bains carbo-gazeux et de bains en piscine ?
Tout d'abord un relèvement notable de l'état général
et des forces, puis, et cela souvent dès le cinquième
ou le dixième bain, l'amélioration de la *contraction
vésicale*, la possibilité d'une mixtion rapide et complète, la disparition de l'incontinence, parfois aussi
le retour d'érections à peu près normales. A mesure
que la cure s'avance, on observe, souvent graduelle-
ment, la diminution des zones d'anesthésie cutanée,
tant à la douleur qu'au toucher. Les *anesthésies* les
plus récentes sont, d'ordinaire, les premières à disparaître. Il peut en être de même des anesthésies

profondes (anesthésies musculaires avec troubles du sens des positions, anesthésies osseuses, anesthésies vésicales et rectales). On saisit l'importance de ces modifications, au point de vue de la stabilité du malade et du *retour de la coordination* des mouvements. Chez les sujets les moins atteints, c'est surtout du côté du signe de Romberg que l'on reconnaîtra le progrès, ce signe pouvant disparaître presque entièrement. Chez les incoordinés, les résultats des exercices réguliers dans la piscine Duchenne de Boulogne s'ajoutent à ceux que nous venons de voir, pour ramener une assurance plus grande, des pas plus réguliers. L'ascension et la descente des escaliers redevient possible, de même que la marche dans une demi-obscurité.

Quant aux *douleurs fulgurantes,* elles sont rarement modifiées pendant la cure elle-même. Souvent même il se produit un léger réveil à l'occasion des premiers bains. Habituellement, elles commencent à diminuer de fréquence et d'intensité au cours du mois qui suit la cure et l'amélioration est particulièrement nette pour le malade, pendant l'hiver suivant. Une série de plusieurs cures est toujours nécessaire, pour assurer les résultats qui s'accusent nettement, d'une saison à l'autre. En général, l'amélioration est sensible chez les deux tiers des malades traités ; chez l'autre tiers, l'effet est nul.

On pense bien que les réflexes rotuliens ou pupillaires abolis ne réapparaissent pas plus, sous l'influence des bains de Royat, que sous l'influence de tout autre traitement. Malgré la persistance de ces stigmates ineffaçables de la lésion des centres nerveux, certains malades parviennent à un état d'équilibre tolérable. Leur affection ne se traduit plus que par quelques douleurs passagères. et par une légère instabilité, les yeux fermés.

APPENDICE

Eaux transportées. — Cures a domicile

A la fin de ce travail, nous devons dire un mot de l'usage des eaux transportées et des cures à domicile. Elles n'ont pas certes l'efficacité des traitements à la station, encore qu'elles soient souvent d'une incontestable utilité, notamment pour soutenir et prolonger les bons effets d'une cure antérieure aux sources mêmes.

Les Eaux de Royat transportées se conservent facilement une année, dans une cave très obscure ; six mois ou trois mois, si la cave est mi-obscure ou claire.

Leurs indications ne diffèrent pas des indications générales exposées au long des chapitres précédents. D'ailleurs, à ceux des malades qui sont venus se soigner à la station, il est rare (sauf pour certains cardio-vasculaires) que les médecins traitants ne prescrivent pas l'usage à domicile de l'eau minérale selon des conditions déterminées. Il y a, en effet, quelques règles à suivre. Si l'usage est bon, l'abus peut être très mauvais.

La *source Velléda* est, nous l'avons vu, une eau non gazeuse à peine minéralisée, excellente pour cure de lavage ; elle peut remplacer Evian, à ce titre, et comme *eau de table ordinaire*.

La *source César* pourra être conseillée aux dyspeptiques légers, aux gastralgiques, aux personnes qui ont l'habitude de boire une eau minérale gazeuse aux repas. On pourra l'alterner avec les eaux de Saint-Galmier, et aussi de Vittel, de Contrexéville et de Pougues. Elle remplacera souvent l'eau de Setz avec avantage ; on pourra en prolonger l'usage assez longtemps à table. Nous disons assez longtemps, car il ne faut jamais boire indéfiniment de l'eau minérale, même faiblement minéralisée. Il est bon d'interrompre après un mois d'usage quotidien.

C'est la source spéciale de Royat pour figurer sur la table comme eau gazeuse. Les autres sources — essentiellement médicinales — doivent être prises plutôt, en dehors des repas, à des doses et à des heures déterminées.

En premier lieu, la *source Saint-Mart*, qui représente l'eau minérale moyenne de Royat. C'est elle qui, à domicile, paraît répondre au plus grand nombre d'indications. Goutteux et petits goutteux (goutte

articulaire et viscérale), migraineux, graveleux, dyspeptiques atoniques (ces deux derniers groupes en
useront avec précaution), et, en général, tous les
arthritiques à manifestations molles, se trouveront
bien d'un usage réglé de cette eau. On peut conseiller
de la boire régulièrement pendant quelques jours
chaque mois, ou bien de faire deux ou trois cures de
25 jours environ dans l'hiver et le printemps, et de
plus en été, si l'on ne vient pas à Royat. Il faut
boire l'eau à jeun, avant ou après les repas, aux
doses, et selon les indications particulières. Il est
quelquefois bon — quand les urines ne sont pas
assez abondantes — de joindre l'usage à table de
l'eau de César, qui est diurétique, et surtout de
Velléda.

La *source Saint-Victor* se recommande aux chlorotiques, aux anémiques, parmi les eaux ferrugineuses, entre les eaux d'Orezza et de Bussang, par
exemple. L'arsenic y est associé au fer ; et cette
association la rend précieuse aux débilités, particulièrement aux diabétiques fatigués. On peut en faire
boire aux repas, mais la méthode indiquée pour
l'eau de Saint-Mart est souvent préférable.

La *source Eugénie* se transporte en moins forte
quantité que les précédentes. Elle peut pourtant
rendre service, notamment dans les catarrhes bron-
chiqués, et diverses inflammations chroniques des
voies respiratoires des arthritiques. On la prendra le

matin à jeun de préférence et le soir au coucher.
Nous conseillons aussi cette eau de la *source Eugénie*,
en inhalation. Pendant une poussée aiguë ou subai-
guë, le catarrheux s'en trouvera bien. On remplit un
vase d'eau minérale qu'on fait bouillir au-dessus
d'une lampe à alcool. Le malade aspire les vapeurs
pendant 20 à 3o minutes environ, deux séances par
jour. C'est un excellent procédé, ancien d'ailleurs,
et connu des vieux médecins qui, dans les bronchites
chroniques, prescrivaient les vapeurs d'eau alcaline.

Beaucoup ne médecins conseillent de réchauffer
l'eau thermale transportée. D'autres aiment autant
qu'on prenne l'eau telle quelle. Qu'on ait soin simplement de mettre la bouteille dans un endroit
tempéré et, autant que possible, qu'on la boive *pure*
et à la température de la chambre.

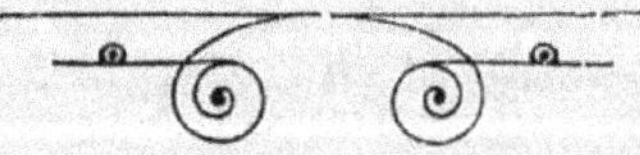

IMPRIMERIES G. MONT-LOUIS, CLERMONT-FERRAND.

MIRE ISO N° 1

AFNOR 92049 PARIS LA DÉFENSE

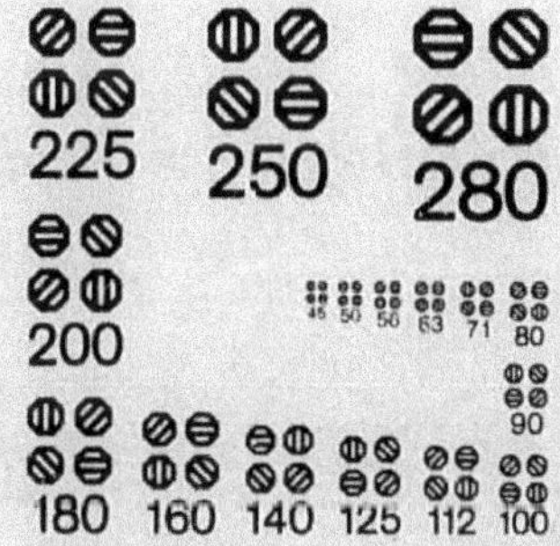

PRODUCTION SCRIPTUM PARIS

en conformité avec NF Z 43-011 et ISO 446:1991